MUTMACHERINNEN

Und was wir nicht ändern können? Da machen wir das Beste draus!

Es ist kein Zufall, dass dieses Buch den Weg zu Dir findet. Vermutlich hast Du gerade die Diagnose Brustkrebs erhalten oder Du begleitest einen lieben Menschen. Die Schockstarre, Verzweiflung, Angst und Sorge, die Du in diesem Moment erlebst, sind uns zutiefst vertraut. Wir kennen aber auch die unglaubliche Willenskraft, Energie und Stärke, die in dieser Situation aufflammen und uns dabei helfen, über uns selbst hinauszuwachsen.

Du hältst das Buch in Deinen Händen, das wir als Selbst-Betroffene erfolglos gesucht haben. Unser Erfahrungsschatz wird Dir ein nützlicher und ermutigender Begleiter auf dem Weg der Gesundung sein. Wir, das sind 24 Frauen, die sich mehr oder weniger zufällig bei den Kieler BrustkrebsSprotten begegnet sind, einer Selbsthilfegruppe für junge und junggebliebene Brustkrebserkrankte in Schleswig-Holstein. Mit gleicher Diagnose, aber 24 ganz unterschiedlichen Wegen damit umzugehen. Denn so wie der Krebs ganz vielfältige Ausprägungen hat, gibt es nicht den „einen" Gesundungsweg. Aus unseren bestärkenden Erfahrungsschätzen wirst Du Deine ganz eigenen Schritte gestalten.

Von Kieler Sprotten als typisch norddeutscher Delikatesse hast Du vielleicht schon gehört. Wir Kieler BrustkrebsSprotten sind auch typisch norddeutsch: gerade heraus und ohne Tabus, dafür voller Power und Zuversicht. Gegründet wurde der Verein 2016 von Angie, Betti und Nina, die sich mit Anfang 30 während der Behandlung in der Frauenklinik des Uniklinikums Schleswig-Holstein kennengelernt haben. Seitdem ist ein einzigartiges Mutmacherinnen-Netzwerk für mehr als 100 Frauen entstanden – gemeinsam für das Leben!

Wir haben das Buch für Dich in Themenabschnitte unterteilt. So kannst Du immer genau dort einsteigen, wo Du Dich gerade gedanklich bewegst. Horch beim Lesen in Dich hinein und spüre, was sich gut für Dich anfühlt. Unsere Power-Impulse liefern Dir ergänzende praktische Tipps und die sichere Geborgenheit: Du bist nicht allein, mit uns an Deiner Seite.

MUTMACHERINNEN

Power-Impulse für ein Leben mit Brustkrebs

1. Auflage, März 2022

Esther Irmer (Herausgeberin)

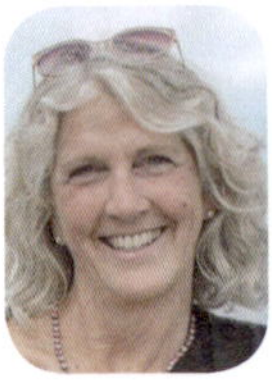
Andrea

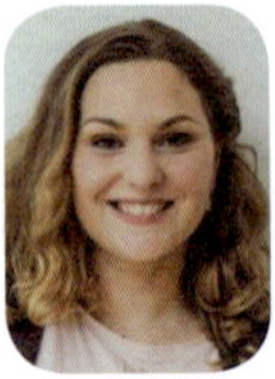
Angie

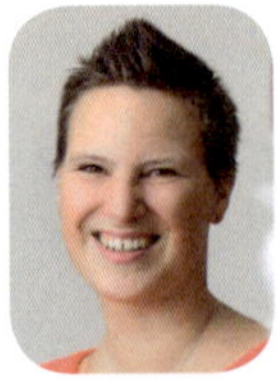
Anne

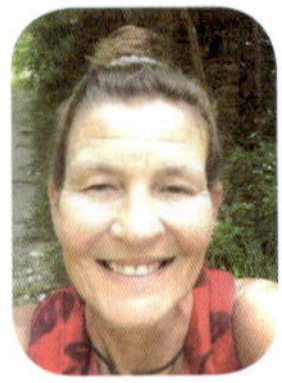
Barbara

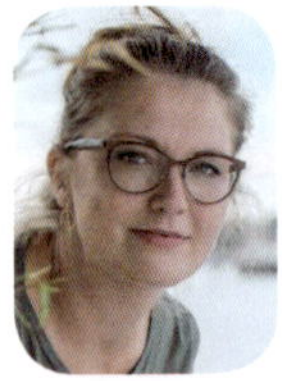
Betti

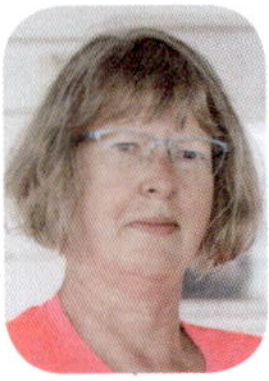
Christiane

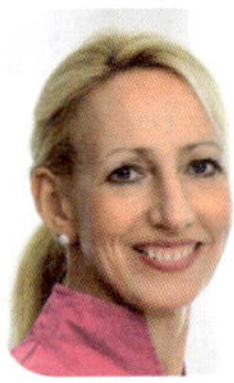
Esther

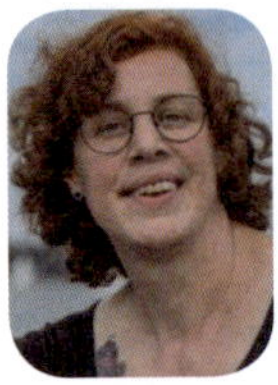
Grit

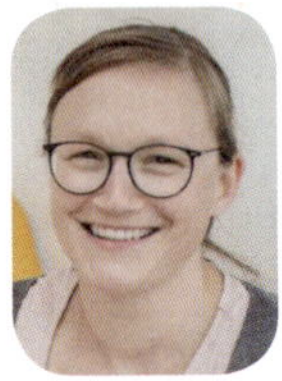
Jessica

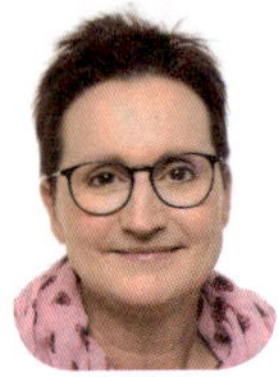
Kathrin

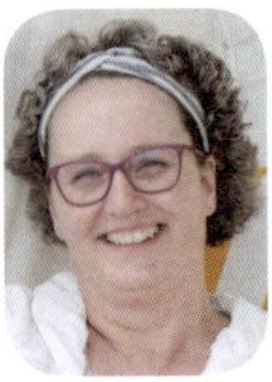
Kirsten

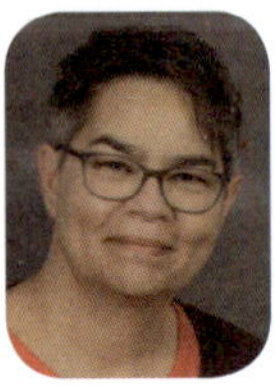
Martina

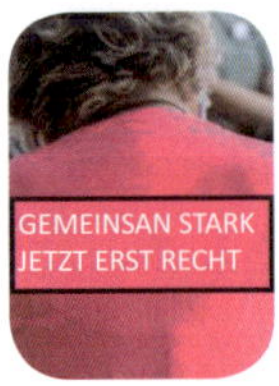

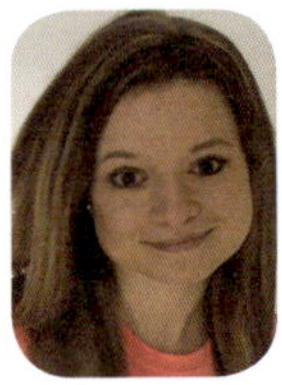
Melli

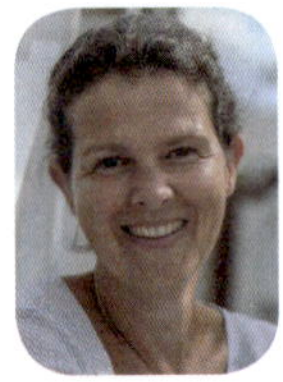
Myriam

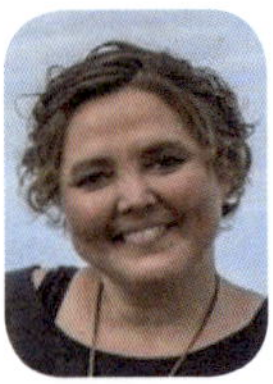
Nina

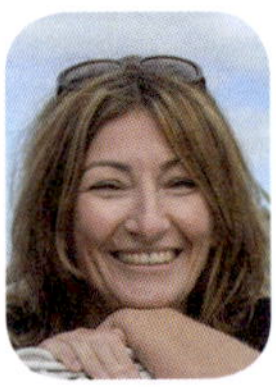
Peggy

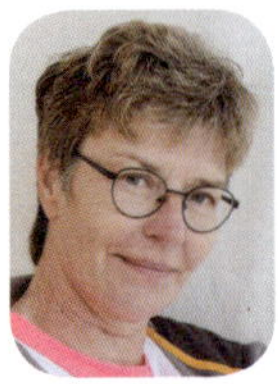
Petra

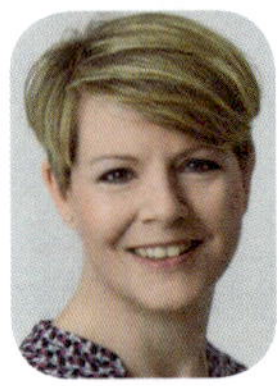
Sandra

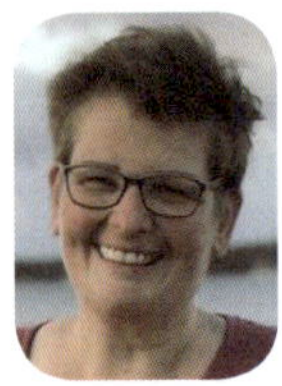
Simone

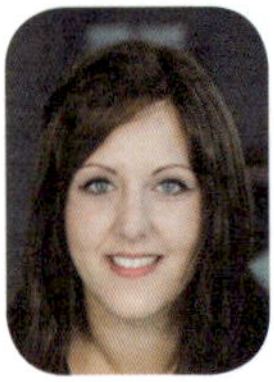
Stephie

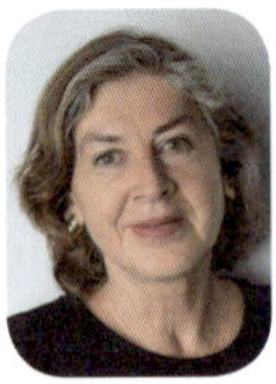
Susanne

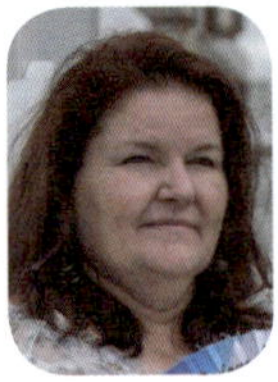
Tamara

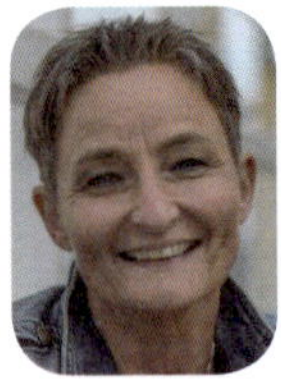
Yvi

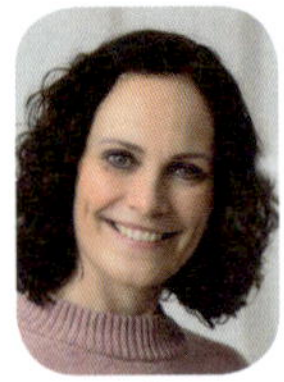
Yvonne

Für Nina & Jessica und alle Powerfrauen

„Gemeinsam stark – Jetzt erst recht!“

Bibliographische Information der Deutschen Nationalbibliothek

Die Deutsche Nationalbibliothek verzeichnet diese Publikation in der Deutschen Nationalbibliographie; detaillierte Daten sind im Internet abrufbar über: https://dnb.de

Für Fragen und Anregungen
selbsthilfe@brustkrebssprotten.de

Mutmacherinnen
Power-Impulse für ein Leben mit Brustkrebs

1. Auflage, März 2022
Copyright Esther Irmer (Hg.)
Ein Imprint von KLHE-Verlag der GbR:
C. Klein & J. Helbig
Hortensienstraße 26
40474 Düsseldorf

Lektorat: Dr. Britta M. Scholz
Korrektorat: Rebekka Junklewitz
Cover: KLHE Verlag, Felix Wetzel
Buchlayout und Buchsatz: Nataraj Sasid
Titelfoto: Katrin Kühnhold (www.lichtfein.de)
Fotos im Innenteil: u.a. Evelyn Werner (www.evelyn-werner-fotografie.de)
ISBN-13: 978-3-98538-008-4

Weitere Informationen zum Verlag:
www.klhe.de
Boni zum Buch: https://www.klhe.de/helper/bonus-2

GELEITWORT

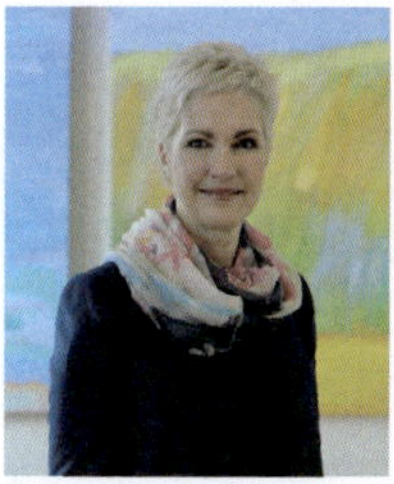

Der Schock ist groß, wenn man die Diagnose bekommt. Von einem Tag auf den anderen ist alles anders. Da braucht man viel Kraft, Zuversicht, Vertrauen in die Ärzte und das Pflegepersonal. Und vor allem liebe Menschen, die einem zur Seite stehen. All das durfte ich erleben und das hat mich gestärkt.

Ich finde es wichtig, offen über die Krankheit zu sprechen, so wie es die Frauen in diesem Buch tun. Unverblümt und offen und mit dem richtigen Schuss Humor vermitteln die hier aufgeschriebenen Geschichten das gute Gefühl, aufgefangen zu werden in einem Netzwerk positiver Power-Frauen. Es ist ein gutes, anrührendes Buch.

Betroffene und ihre Angehörigen finden hier wertvolle Hinweise und hilfreiche Gedanken, die ihr Selbstvertrauen stärken und Mut machen für den nicht einfachen, aber mit Zuspruch und Optimismus zu meisternden Weg.

Ich wünsche allen Leserinnen und Lesern viel Kraft, Zuversicht und die Fähigkeit, hinter den Wolken dennoch die Sonne zu sehen.

Ihre

Manuela Schwesig

Ministerpräsidentin des Landes Mecklenburg-Vorpommern

INHALTSVERZEICHNIS

VORWORT

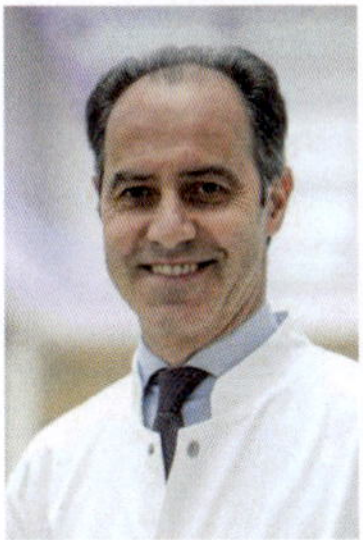

Brustkrebs ist die Tumorerkrankung, die weltweit am häufigsten diagnostiziert wird. Eine von acht Frauen erkrankt in ihrem Leben daran, so die Statistik. Rechtzeitig erkannt und professionell behandelt sind die meisten Brustkrebs-Erkrankungen heilbar. Die Patientinnen werden dabei durch ein Team von Spezialisten aus unterschiedlichen Fachbereichen versorgt. Dabei gilt das Brustzentrum am Uniklinikum Schleswig-Holstein in Kiel als eines der ersten und größten Zentren Deutschlands.

Als drei in unserem Klinikum behandelte junge Frauen die Idee zur Gründung einer bis dato vermissten Selbsthilfegruppe für Frauen vor der Menopause hatten, haben wir die bemerkenswerte Initiative sofort unterstützt. Denn die Diagnose in jungen Jahren bringt besonders viele Herausforderungen mit sich. Die Frauen stehen mitten im Berufsleben, haben kleine Kinder zu umsorgen oder die Familienplanung ist noch nicht abgeschlossen. Da ist es gut, Gleichgesinnte zu treffen, die verstehen, ohne dass viel zu erklären ist. Die Weitergabe der selbst erlebten Erfahrungen hilft neuerkrankten Frauen dabei, die mit der Diagnose verbundenen Hürden besser zu meistern. Die Gemeinschaft gibt zudem wichtigen seelischen Halt.

Entstanden sind die Kieler BrustkrebsSprotten, die durch ihr außerordentliches Engagement innerhalb der ersten fünf Jahre bereits mehr als 100 Frauen begleitet haben und damit eine wichtige Ergänzung zu unserer medizinischen Arbeit leisten. Die nun in diesem Buch zusammengeführten wahren, warmherzigen Erlebnisse und Ratschläge werden Betroffenen und Angehörigen weit über die Landesgrenzen hinaus hilfreich sein.

Prof. Dr. Nicolai Maass

Direktor der Klinik für Gynäkologie und Geburtshilfe des
Universitätsklinikums Schleswig-Holstein, Campus Kiel

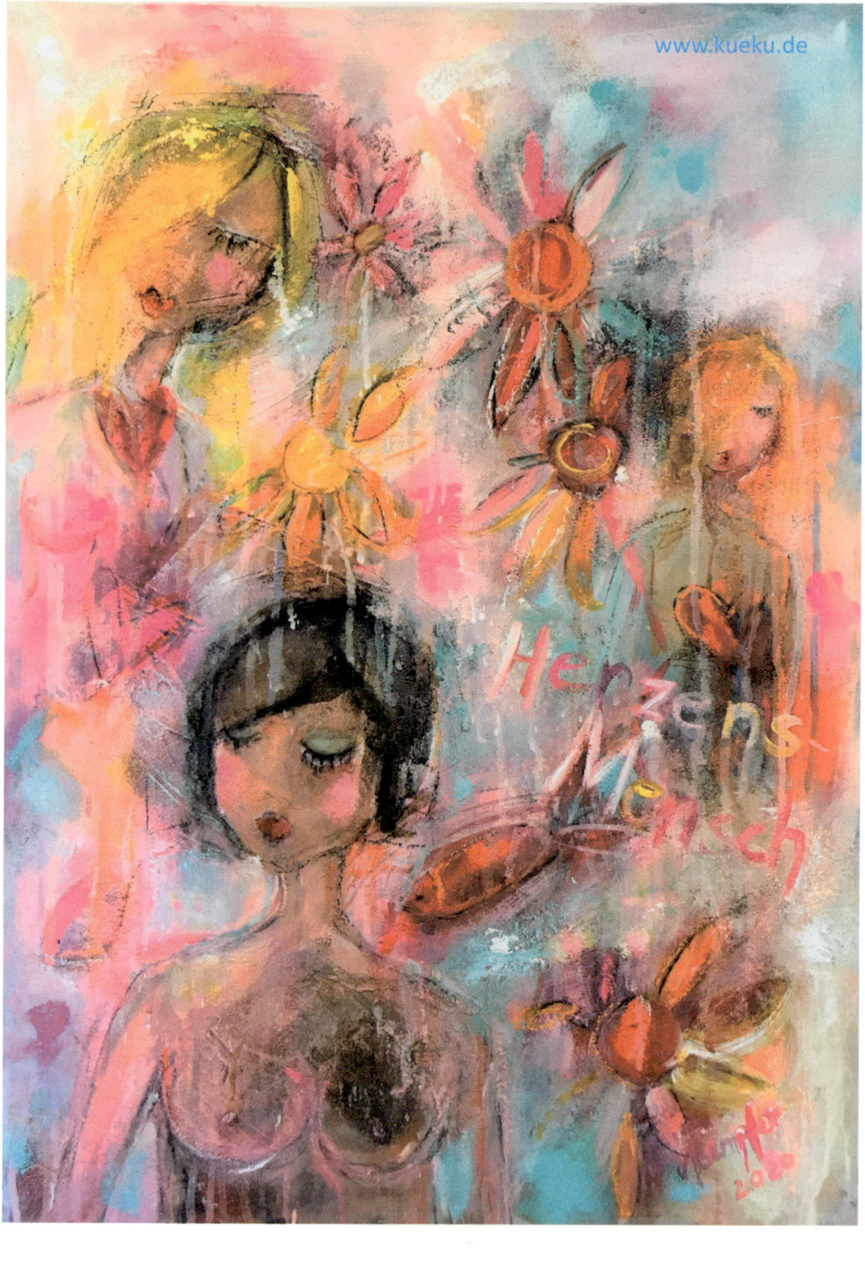
www.kueku.de
Herzens
Mensch
2020

Schockmoment Diagnose

ESTHER, bei Diagnose 44 Jahre

Mit 180 Sachen auf der Autobahn auf einen Gegenstand zu prallen, muss sich so ähnlich anfühlen. Oder im freien Fall aus dem Flugzeug festzustellen, dass sich der Fallschirm nicht öffnet. Mein Kreislauf versagte und ich fand mich -rumms- auf dem Boden der Frauenarztpraxis wieder. „Ich sterbe", war mein erster Gedanke. Meine Frauenärztin tätschelte meine Schulter, half mir beim Aufrichten und sagte in ihrer sachlich-nüchternen Art, die ich so sehr an ihr schätze: „Brustkrebs hat besonders gute Heilungschancen. Die Forschung ist sehr weit. Ich mache gleich morgen einen Termin im Brustkrebszentrum für Sie, da sind Sie in den besten Händen." „Ich werde nicht sterben", sagte ich wenig später zu meinem Mann. „Brustkrebs hat besonders gute Heilungschancen. Die Forschung ist sehr weit und im Brustkrebszentrum bin ich in den besten Händen." Dabei liefen die Tränen. Das Schluchzen meines lieben Mannes traf mich noch härter als die Diagnose und genau in dem Moment schloss ich einen Pakt mit mir selbst. Keine weitere Träne hat diese blöde Krankheit verdient, die sich ungefragt in mein wundervolles Leben schleicht! Alle Kraft gehört der Gesundung! Und es gibt keinen Zweifel, dass ich die Krankheit bewältige! Ich war schon immer ein extrem positiver Mensch, aber am nächsten Morgen strahlte die Sonne noch heller, wuchs das Gras noch grüner, zwitscherten die Vögel noch lieblicher. Leben, hier bin ich!

----------❤*Sprotten-Power-Impuls* ----------

Die Frage „Warum gerade ICH?" stellt sich wohl jede Frau, sollte sie aber sogleich wieder aus dem Gedankenkarussell streichen, weil es einfach keine Antwort darauf gibt. Statistisch erkrankt in Deutschland jede achte Frau im Laufe ihres Lebens an Brustkrebs und der Mythos vom „Kummerkrebs" ist längst widerlegt. Du bist eine von vielen und ganz sicher nicht „schuld" an Deiner Erkrankung. Konzentriere Dich lieber auf die Frage „Wie werde ICH gesund?"

----------------------()----------------------

MARTINA, bei Diagnose 48 Jahre

Es war ein ganz normaler Arbeitstag. Er begann – wie alle anderen Arbeitstage auch – mit dem Sprung unter die Dusche. Das Wasser prasselte und ich überlegte gerade, was ich frühstücken könnte und was ich anziehen sollte. Da spürte ich ihn. Diesen Knubbel, groß wie eine Murmel. Sofort wusste ich, dass es „so ein" Knoten war. `So ein´ Knoten, von dem man immer hört. „So ein" Knoten, den andere haben – aber ich doch nicht!! Meine Gedanken fuhren Achterbahn. Ich brauchte Zeit zum Nachdenken und beschloss, mir eine Woche Heimlichkeit einzuräumen. Eine Woche, in der ich mit niemandem darüber reden würde. Eine Woche nur für mich und die quälende Fragestellung, was wäre, wenn...?? Die Woche war kaum vorbei, als ich einen dringenden Termin bei meiner Frauenärztin einforderte. Sofort bitte! Die Frage, was sie für mich tun könne, wartete ich nicht ab. Schnell den Pulli über den Kopf, den BH aus und dann zeigte ich mit dem Finger wortlos auf den Knubbel. Kein Zweifel. Er war noch da. Unüberfühlbar. Unübersehbar. Die Maschinerie setzte sich sofort in Gang: Mammographie, Biopsie, OP1, OP2, Chemotherapie, Strahlentherapie... Mit jedem Therapieschritt wurde mir bewusster, wie weit die medizinische Entwicklung in Deutschland ist. Dankbar erlebte ich einfühlsame Ärzte und tüchtige Pfleger. Und ich fühlte mich aufgefangen in einem Netz neu geschlossener Bekanntschaften, die mir ergänzend zu Familie, Freunden und Bekannten Mut machten. Nach diesem erschütternden Moment unter der Dusche sind wir nicht mehr dieselben. Wir verändern uns. Und lernen, ganz bewusst einen Schritt nach dem anderen zu machen – auf dem Weg zurück ins LEBEN.

IM FREIEN FALL

ANDREA, bei Diagnose 50 Jahre

Ich habe mich nie als Krebspatientin gesehen – sportlich, schlank, fünf Kinder gestillt – woher sollte da der Krebs kommen? Deshalb habe ich mir auch lieber drei Jahre lang eingeredet, dass die Verhärtung in der Brust nur eine Verkalkung und die deutliche Größenzunahme der gleichen Seite hormonell zu erklären sei. Selbst als die Mammografie „abzuklärende Unregelmäßigkeiten“ aufwies, bin ich weiterhin zu den Untersuchungen gegangen mit der festen Überzeugung, dass das bestimmt kein Krebs sein könne. Und so nahm ich das Diagnosegespräch mit meinem Professor allein wahr, da mein Mann gerade mit seinen Kumpels urlaubte – was sollte schon sein? Die Diagnose traf mich dann wie ein Schlag mit dem Hammer. Ich sah mein Leben beendet, meine Kinder ohne Mutter aufwachsen und meinen Mann mit einer neuen Frau... Als ich zu Hause ankam, erwartete mich meine Nachbarin schon aufgeregt. Ich solle mir schnell einen Badeanzug anziehen und ins Wasser springen und könne etwas ganz Besonderes erleben. Jetzt war eh alles egal! Was auch immer im Wasser wäre, könnte nicht schlimmer sein als die gerade erhaltene Diagnose. Also Augen zu und rein ins Kieler Fördewasser. Es dauerte nur einen kurzen Moment, dann fühlte ich einen Stupser am Bauch. Ich konnte nicht glauben, was ich sah: einen Delfin! Konnte das wirklich sein? Kein Zweifel! Ein Delfin – direkt hier vor unserer Haustür! Er schwamm um mich herum, stupste mich wieder und wieder an und hob mich dann schließlich auf seinen Rücken. Schwerelos glitten wir durchs Wasser. Das Leben ist schön und ich bezwinge den Krebs!

---------- ♥ *Sprotten-Power-Impuls* ----------

Informationen sind wichtig, aber es sollten die richtigen sein! Das Internet ist hier ein schlechter Ratgeber! Du wirst dort auf viele angstschürende Berichte stoßen, die meist wenig mit der Realität zu tun haben. Überforderte Menschen schreiben sich ihren Frust von der Seele und jeder kennt jemanden, der jemanden kennt, bei dem alles noch viel schlimmer war. Wende Dich lieber an Deine behandelnden Ärzte oder an die Krebsgesellschaft. Dort erhältst Du beispielsweise „Die blauen Ratgeber: Brustkrebs" oder den „Patientenratgeber Brustkrebs" – alles auch zum Download auf www.krebsgesellschaft.de

----------------------CЗ80----------------------

JESSICA, bei Diagnose 32 Jahre

An der Diagnose Brustkrebs ist nichts zu beschönigen. Egal ob man Anfang 30, 40 oder über 60 ist. Es ist eine Krankheit und sofort stellen sich die Fragen: Warum gerade ich? Was habe ich falsch gemacht? War es der eine Drink in der Disco zu viel oder sind die verbrannten Bratkartoffeln aus der Kindheit schuld? Es gibt keine Antwort darauf. Weil es keine Schuld gibt. Niemand hat es verdient, diese mistige Zeit durchzumachen. Aber es passiert nun mal. So wie mir. Gerade eben war ich noch eine Mutter eines Einjährigen mit einem zweiten Baby im Bauch und nun bin ich eine schwangere Krebskranke. „In dieser Situation können Sie auch in der 15. Schwangerschaftswoche einen Abbruch vornehmen. Das ist laut Gesetz möglich", hallen mir die Worte der Gynäkologin im Kopf. Einen Abbruch? Sofort und ohne meinen verängstigten Mann anzublicken, der unseren Sohn auf dem Arm umklammert, sage ich NEIN. Ich hatte das Herz schon schlagen sehen. Gerade am Tag der Diagnose waren wir vormittags zur Kontrolle gewesen. Die Welt war da noch in Ordnung und nun plötzlich schlage ich mich mit Chemo-Terminen und Gesundungskonzepten herum, statt mich im Babyfachmarkt zu vergnügen. Aber nach einigen Tagen hatte sich der Schock gelegt und ich habe meinem Kleinen im Bauch versprochen, alle Hindernisse für meine Familie zu meistern. Es lagen noch einige vor uns, aber gemeinsam sind wir stark!

----------♥ *Sprotten-Power-Impuls* ----------

Je besser es Dir gelingt, Deine Erkrankung zu akzeptieren, desto schneller bist Du bereit für den Gesundungsweg. Ganz bewusst haben wir dieses Buch „für" ein Leben mit Brustkrebs genannt, nicht „gegen" – denn eine Kampfhaltung verschlingt viel zu viel Energie. Also: Power statt Problem, Mut statt Missmut und ganz viel Gelassenheit, die Dinge anzunehmen wie sie sind.

----------------------꧁꧂----------------------

ANGIE, bei Diagnose 33 Jahre und in der 32. Schwangerschaftswoche

Freitagabend. Meine Jungs (1,5 Jahre und 10 Monate) sind wunderbar eingeschlafen. Jetzt eine schöne heiße Dusche, Kuschelsachen anziehen und meinen schönen Schwangerschaftsbauch eincremen, bis mein Mann vom Spätdienst nach Hause kommt. So mein Plan. Unter der Dusche bemerke ich beim Einseifen eine kleine harte Kugel in meiner linken Brust. Ich erschrecke und versuche die Stelle mit der Kugel erneut zu ertasten. Das geschieht schnell. Sie ist deutlich spürbar und ganz hart. Ich bin verunsichert, denn ich kann mir keinen Reim darauf machen, was es sein könnte. Als mein Mann endlich da ist, bitte ich ihn, nach der Kugel in meiner Brust zu suchen. Auch er ertastet sie schnell. Wir beschließen, meinen Gynäkologen beim nächsten Termin zur Schwangerschaftsvorsorge in vier Tagen darauf anzusprechen. Mein Gynäkologe beruhigt mich. Bestimmt nur eine verhärtete Milchdrüse. Trotz keiner familiären Vorbelastung möchte er, dass ich im Mammazentrum vorstellig werde. Sicher ist sicher. Er nimmt direkt den Hörer in die Hand und vereinbart den Termin umgehend. Ich fahre los und habe keine Ahnung, was gerade geschieht. Im Mammazentrum fühle ich mich deplatziert und bekomme Angst. Der Radiologe wird während der Untersuchung immer stiller. Das macht mich noch nervöser. Er möchte gerne eine Biopsie. Die Tage bis zur Diagnose vergehen wie in Trance. Dann der Anruf meines Gynäkologen. Ich soll vorbeikommen! Mein Mann steht neben mir und hält mich fest. Aus mir bricht es heraus. Ich weine und habe das Gefühl, mich bei allen verabschieden zu müssen. Mein Gynäkologe erklärt uns, dass ich ein triple-positives Mammakarzinom habe. Der Tumor sei sehr aggressiv und es sei wichtig, schnell mit der Behandlung zu beginnen. Er schickt uns wieder direkt ins Brustzentrum. Er telefoniert und erklärt meinen Fall und seine Dringlichkeit. Wir können wieder sofort losfahren. Der Arzt im Brustzentrum nimmt kein Blatt vor den Mund. Bei schnellem Therapiebeginn hätte ich gute Chancen. Ich verstehe das alles noch nicht und sage und denke ständig „Ich bin doch schwanger!“ Er klärt uns über die Therapie auf, ich höre ihm nicht zu. Zum Glück ist mein Mann an meiner Seite. Ich sehe ihn an und fühle mich schuldig. Schuldig, ihn allein zu lassen mit den Kindern, den Sorgen, unserem Haus und ihn zu belasten. Abends kommen zwei sehr gute Freunde. Sie haben sich schlau gemacht und geben uns in aller Ruhe viele Informationen zum Thema Chemotherapie, auch während der Schwangerschaft. Als wir ins Bett gehen, nehmen wir uns fest in den Arm. Das Gespräch und die Informationen waren hilfreich. Wir sind uns einig. Wir werden die vorgeschlagene Therapie machen und wissen, dass wir es als Familie schaffen werden.

GRIT, bei Diagnose 47 Jahre

Dreihundert Meter vom Auto zur Tür, dazwischen eine Ampel. Das sind fünf Minuten bei durchschnittlicher Geschwindigkeit. Wie viel doch im Kopf passieren kann in einer so kurzen Zeit. Auf dem Weg zum ersten Besuch bei meiner Frauenärztin vor wenigen Tagen dachte ich noch: Nun kommt wohl langsam das Alter mit so komischen Zipperlein wie Brustentzündung oder Zysten. Man soll ja nicht immer gleich das Schlimmste annehmen. Und so alt bin ich nun auch nicht, ernähre mich halbwegs gesund, rauche seit 17 Jahren nicht mehr, treibe sogar regelmäßig Sport. Doch die Diagnose hieß Brustkrebs. Die versetzte mich seltsamerweise nicht in Panik oder Entsetzen, sondern eher in so etwas wie Überraschung. Ich dachte nur: „Okay und nun?“ Heute nun also wieder auf dem Weg zur Frauenärztin. Fünf Minuten Fußweg vom Auto, in denen mir auf einmal durch den Kopf schießt: „Ich könnte auch daran sterben.“ Und wieder weder Angst noch Panik noch Verzweiflung. Ich denke nur: „Und ich bin aus der Kirche ausgetreten." Und ich glaube nicht an Himmel oder Hölle nach dem Tod. Meine naturwissenschaftliche Erziehung und Überzeugung sprechen dafür, dass gar nichts kommt. Meine psychologische Ausbildung rät mir in diesem Moment: Such dir doch etwas Schönes aus! Wie wäre es mit Wiedergeburt? Macht doch auch Sinn, ein unendlicher Kreislauf. Irrigerweise vermute ich, dass Wiedergeburt immer ausgleichend ist. Nach einem schönen Leben kommt ein sehr anstrengendes und umgekehrt. Deshalb lasse ich mein Leben Revue passieren, wäge ab, wie es war und ist. Und als würde sich eine weiche Decke über meinen ganzen Körper legen, durchzieht mich plötzlich dieses wohlige Gefühl, weil mir mit aller Klarheit vor Augen steht, wie viel Glück ich in meinem Leben habe und wie schön es ist. Obwohl ich gerade diese niederschmetternde Diagnose bekommen habe, erfasst mich eine tiefe Zufriedenheit. Dann stehe ich am Praxiseingang. Die Gedanken verfliegen. Inzwischen bin ich überzeugt, dass auch mein nächstes Leben glücklich sein kann. Vielleicht ist Wiedergeburt doch etwas für mich. Aber zunächst heißt es, das jetzige Leben so gut wie möglich zu leben!

----------❤ *Sprotten-Power-Impuls* ----------

Was Dir in der Vergangenheit Kraft und Hoffnung gegeben hat, wird Dir auch jetzt helfen. Denk ganz bewusst an diese Dinge oder Menschen, die Dir guttun.

----------------------☙❧----------------------

KATHRIN, bei Diagnose 44 Jahre

Lange habe ich nach einer größeren Wohnung Ausschau gehalten. Nun hatte ich sie endlich gefunden und der Umzug stand bevor. Die Kisten waren gepackt und die Vorfreude groß. Der Umzug funktionierte reibungslos und die erste Nacht in der neuen Wohnung fühlte sich gut an. Doch am nächsten Tag durfte ich feststellen, dass ich nicht allein eingezogen war. Wie konnte das sein? Von einem Untermieter war doch nie die Rede! Ich war Single und meine Zeiten in Wohngemeinschaften schon lange her. Er hatte sich nicht vorgestellt, nicht verraten, woher er kommt, wie lange er bleibt und vor allem nicht gefragt, ob er überhaupt bei mir einziehen darf! Ich erfuhr, dass sein Name „Triple Negativ“ sei und er sich gerne schnell ausdehnt. Eigenmächtig machte er sich nicht nur in meiner rechten Brust, sondern auch in meinen Lymphknoten breit. Keinen Zentimeter Platz wollte ich ihm einräumen und beförderte ihn mit einer Chemotherapie auf direktestem Weg schleunigst wieder nach draußen. Nun genieße ich die Zeit in meiner neuen Wohnung allein und habe mir vorgenommen, meine Mitbewohner weiter selbst auszusuchen.

BARBARA, bei Diagnose 53 Jahre

Ausstieg auf freier Strecke (ein Traum)

„Es tut mir leid, Ihr Ticket gilt nicht mehr für diesen Zug“, schnarrt die Schaffnerin und baut sich bedrohlich vor mir auf. Noch benommen vom Dösen sehe ich ihr zu, wie sie meinen Fahrschein entwertet. BRUSTKREBS steht da jetzt in großen, fetten Buchstaben. Und die Schaffnerin geleitet mich zur Tür – Ausstieg auf freier Strecke. Rundherum nichts als Ödnis, Staub und Hitze und ich sehe nur noch, wie der Zug meines Lebens ohne mich davonrauscht. Hey! Das habe ich nicht gebucht, als ich mein Lebensticket gekauft habe. Plötzlich gehöre ich nicht mehr zu „diesen“, den Gesunden, den Unbeschwerten, die im Zug des Lebens dösen können, plötzlich gehöre ich zu „jenen“, den Kranken, den Belasteten, denen, die vielleicht vor der Zeit sterben werden. „Wohin jetzt?“, frage ich mich und möchte mich am liebsten auf den ausgedörrten Boden legen, mich gleich einer Handvoll Sand vom Wind davontragen lassen. Stattdessen entscheide ich mich, mir einen anderen Untersatz für die Fahrt meines Lebens zu suchen, finde die nächste befahrene Straße und halte den Daumen raus.

IM FREIEN FALL

ANNE, bei Diagnose 40 Jahre

Dieses harte Etwas in meiner linken Brust habe ich wochenlang erfolgreich verdrängt. Ich bin doch gerade letzten Monat 40 geworden und meine Frauenärztin sagte doch, dass ich „so langsam" mal über eine Mammographie nachdenken könnte. Damit war ganz bestimmt nicht der nächste Monat gemeint und überhaupt wäre so eine ominöse Mammographie doch nur prophylaktisch (das fand und finde ich eigentlich)! Aber nein, ganz schnell war sehr deutlich zu sehen, dass sich sieben (!) Knoten in der Brust befanden. O-Ton Arzt: „Wir operieren, aber die Brust kann nicht erhalten werden." Wumm. Ich glaube, der Blick, mit dem ich bei diesen Worten meine Mama ansah (immer für mich da, so auch an diesem Morgen in der Uniklinik) war Bambi-like mit aufgerissenen Augen voller Angst. Aber dann war mein nächster Gedanke, ich weiß es noch genau: Ohne Brust kann ich leben und ich WILL leben. Und auch der Arzt stellte klar: Es geht ums Leben und nicht ums Sterben. Mittlerweile habe ich ein Implantat, das ein Jahr lang wirklich toll aussah. Bei der ersten Kontrollmammographie hat es sich wohl gedreht, das hat mich wieder schockiert, meine Brust und ich hatten uns doch gerade so gut angefreundet. Jetzt war sie mir wieder fremd. Aber so langsam fühlt sie sich trotz Drehung wieder wie ich an und ich sage mir: Ich lebe. Mit Brust. Auch, wenn sie etwas schief ist!

---------- ❤ *Sprotten-Power-Impuls* ----------

Vier Ohren hören mehr als zwei. Und vor allem hören unbetroffene Ohren viel mehr als Deine eigenen, die durch Deine emotionale Belastung völlig überfordert sind. Lass Dich zu wichtigen Terminen deshalb unbedingt begleiten – gut zum Nachbesprechen und gut zum Trösten. Deine Fragen solltest Du vorab unbedingt schriftlich notieren, damit Du in der Aufregung nichts vergisst. Die Untersuchungsergebnisse werden grundsätzlich an Deinen behandelnden Arzt geschickt. Wenn Du fragst, ist es aber oft auch möglich, Ergebnisse direkt zu erhalten. Das schont die Nerven und ermög-

licht – auch im Fall einer Hiobsbotschaft – die nächsten Schritte gezielt anzugehen.

Diagnose – und dann?

Nach dem ersten Schock ist es wichtig, möglichst schnell Klarheit in einen Brustkrebs-Verdacht zu bringen. Die aufgeführten Standard-Verfahren dienen der verlässlichen Diagnosestellung und weiteren Therapieplanung. Bei allen Untersuchungen, die das Ausmaß der Erkrankung beschreiben, spricht man auch von Staging, also Stadienbestimmung.

Viele Erläuterungen findest Du im „Patientenratgeber Brustkrebs" der Deutschen Krebsgesellschaft, hier verkürzt dargestellt:

- Mammografie: Die Röntgenuntersuchung der Brust ist die beste Methode, um auffällige Symptome wie ertastete Knoten, Hautveränderungen an der Brust oder Absonderungen aus der Brustwarze abzuklären. Mit ihr können auch sehr kleine, noch nicht tastbare Knötchen oder sogenannter Mikrokalk als mögliches Vorstadium von Brustkrebs erkannt werden. Die Aufnahmen werden im Stehen gemacht. Dazu wird die Brust zwischen zwei Plexiglasplatten gepresst, was etwas unangenehm sein kann. Auf Deo verzichten, da dieses im Röntgenbild einen sichtbaren Schleier auf der Haut hinterlässt.
- Sonografie bzw. Ultraschall: Dieses Verfahren auf Basis hochfrequenter Schallwellen liefert wertvolle Zusatzinformationen, wenn es einen verdächtigen Tast- oder Mammografie-Befund gegeben hat und unklar ist, ob es sich dabei um Zysten oder Knoten handelt. Die Untersuchung findet im Sitzen oder Liegen statt. Als alleinige Methode zur Brustkrebsdiagnose ist das Verfahren nicht treffsicher genug.

- Biopsie: Die Entnahme einer Gewebeprobe bringt Klarheit, ob eine Veränderung in der Brust gut- oder bösartig ist. Bei der Stanzbiopsie wird eine etwa 1,5 mm dicke Hohlnadel mit einem Stanzgerät nach örtlicher Betäubung mit hoher Geschwindigkeit in die Brust „geschossen". Das klingt dramatisch, ist jedoch fast schmerzlos. Dabei werden unter Ultraschallkontrolle drei bis fünf kleine zylinderförmige Stanzen aus unterschiedlichen Stellen des verdächtigen Gebietes entnommen, die Haut muss dazu jedoch nur einmal durchstochen werden. Mit der Vakuumbiopsie können größere Gewebeproben entnommen werden. Dabei werden nach örtlicher Betäubung mindestens 20 Gewebeproben in bis zu 3,5 mm dicke Hohlnadeln gesaugt und mit einem kleinen rotierenden Messer abgetrennt. Die Vakuumbiopsie dauert länger als die Stanzbiopsie und hinterlässt wegen der dickeren Nadel eine kleine Narbe. Wegen der größeren Menge des entnommenen Gewebes ist die Diagnosesicherheit sehr hoch. Danach die Brust gut kühlen.
- Knochenszintigrafie: Aufspüren von Fernabsiedelungen des Tumors (Metastasen) im Knochen. Dazu werden radioaktiv markierte Stoffe in die Blutbahn gespritzt, die sich im Gewebe mit erhöhtem Stoffwechsel, zum Beispiel in Tumoren und deren Metastasen, anreichern. Nach der Injektion sollte man viel trinken, um den Anteil der radioaktiven Substanz, der nicht im Knochen angereichert wird, rasch wieder auszuscheiden. Etwa zwei bis drei Stunden nach der Verabreichung des radioaktiven Stoffes werden Aufnahmen mit der Gammakamera gemacht. Die Bilderstellung selbst dauert rund fünfzehn Minuten, die Wartezeit danach empfindet man als unendlich. Werden in einem Knochenszintigramm auffällige dunkle Punkte gefunden, sind weitere Untersuchungen notwendig, um abzuprüfen, ob es sich um einen Tumor oder um Entzündungen oder Verschleiß der Knochen handelt.

- Computertomografie (CT): Aufspüren von Fernabsiedelungen des Tumors (Metastasen) in den Organen. Mit der Computertomografie lassen sich Bilder aus dem Körperinneren erzeugen. Sie zählt zu den sogenannten bildgebenden Untersuchungsverfahren, wie auch herkömmliches Röntgen. Vor manchen CT-Untersuchungen erhält man ein Kontrastmittel. Dieses wird gegeben, damit auf den Bildern die verschiedenen Gewebe im Körper besser voneinander abgegrenzt werden können. Ob man für die Untersuchung des Bauchraums nüchtern sein muss, also im Zeitraum von drei Stunden gar nichts mehr essen oder trinken darf, entscheidet der Radiologe. Auch auf das Rauchen sollte direkt vor einer solchen Untersuchung verzichtet werden. Tumore und Metastasen erkennt man in der Bildgebung, weil sie oft eine andere Dichte als das umliegende Gewebe haben, zum Beispiel weil sie wegen Blutgefäßneubildungen im Krebsgewebe vermehrt Kontrastmittel aufnehmen oder weil sie Kalkeinlagerungen enthalten. So erscheinen sie in anderen Grautönen als das gesunde Gewebe und können von einem erfahrenen Radiologen ausfindig gemacht werden. Bei Auffälligkeiten folgen weitere Untersuchungen.

---------- ❤ *Sprotten-Power-Impuls* ----------

Im Rahmen Deiner Therapie werden Dir viele Spezialbegriffe begegnen. So wird beispielsweise Dein Tumor in Buchstaben und Zahlen klassifiziert. Was für Deine Ärzte vertrauter Fachjargon und Wegweiser für Deine Individual-Therapie ist, lässt bei Dir vermutlich viele Fragezeichen entstehen. Einige Fachbegriffe haben wir im Kapitel „Krebs-Chinesisch von A-Z“ für Dich zusammengetragen. Frag Dich schlau! Und hör nicht auf, bis Du alles verstanden hast, um die richtige Entscheidung für die nächsten Schritte treffen zu können. Beim Übersetzen Deiner Arztbriefe helfen Dir ehrenamtliche Medizinstudenten, zum Beispiel unter www.washabich.de

----

Family & friends

ANNE, bei Diagnose 40 Jahre

So etwas wie eine schlimme Krankheit passiert doch eigentlich immer nur den anderen. Ich bin ein Sonntagskind mit viel Glück im Leben. So war es jedenfalls genau 40 Jahre und einen Monat lang. Der Brustkrebs hat mich selbst tief erschüttert – halt, Moment, ich bin ja gar nicht unsterblich und vor allem gefeit. Die Leichtigkeit des Lebens ist weg. Wahrscheinlich geht es auch den Menschen in meinem Umfeld so. Es ist wirklich interessant (Ist das das richtige Wort? Eigentlich ist es noch mehr...), wie family & friends mit so einer Diagnose umgehen. Da gibt es diejenigen, die sich eher zurückziehen. Das liegt vielleicht einfach in ihrem Naturell und ist nicht böse gemeint. Ich weiß auch nicht, wie ich mich in so einem Fall verhalten würde. Richtig und falsch gibt es wahrscheinlich auch nicht, aber manches fühlt sich für mich richtiger an. Es gibt nämlich wundersamerweise auch ganz viele von denjenigen, die mich in den Arm nehmen, zur Chemo mitkommen, jede Woche Glück wünschen und nachfragen, Blumen vorbeibringen und mit unserem Hund gehen und Bücher schicken. Ah, was ist das für ein warmes Gefühl. Ein gutes Gefühl, das mich trägt.

---------- ♥ *Sprotten-Power-Impuls* ----------

Angehörige sind emotional genauso betroffen wie wir selbst und im Umgang mit der Krankheit genauso überfordert. Deshalb hilft es ihnen, wenn wir klar äußern, was uns guttut. Überleg Dir, mit wem Du über die Erkrankung sprechen möchtest und bei wem Du das Thema lieber ausklammerst, weil es Dich oder den Angehörigen zu sehr belastet. Überleg Dir auch, wer Dir bei welchen Aufgaben hel-

fen kann: Begleitung zu Arztgesprächen, Perückenauswahl, Schreibkram, Besorgungen, Kinderbetreuung, Gassi-Gehen... Angehörige sind dankbar, wenn sie etwas für Dich tun können! Denk aber auch an ihre Belastung und empfiehl ihnen, dass sie selbst auch Hilfe in Anspruch nehmen. Krebsberatungsstätten bieten hier mit Psychologen und Sozialarbeitern gute Unterstützung. Mehr Information unter: www.krebsgesellschaft.de

BARBARA, bei Diagnose 53 Jahre

Was für ein Jahresauftakt! Silvesterparty in Sehestedt mit den besten Freunden, im vertrauten Kreis. Altes Zuhause und ich fühle, dass Herz und Heimat eins sind. Tanzen, Reden, Lachen bis in die frühen Morgenstunden. Auf der obligatorischen Neujahrs-Zufriedenheits-Runde bei Sonnenaufgang kommen uns Ulli und Benno schon mit „Coffee-to-go" entgegen. Ich bin so glücklich, wie ein Mensch nur sein kann! Drei Tage später: Bäm! Der Professor eröffnet mir, dass das gesamte Gewebe meiner rechten Brust mit klitzekleinem Krebs durchzogen ist. Er empfiehlt, die ganze Brust zu entfernen. Möglicherweise kann die Brustwarze erhalten bleiben. Puh! Das will erst mal verarbeitet werden. Und ich merke: Ohne meine Frauengruppe wäre ich echt aufgeschmissen. Sechs großartige, hellfühlende, liebevolle und kluge Frauen, die mich seit fast 20 Jahren begleiten. Sie lassen alles stehen und liegen, sagen ihre Termine ab und kommen, um mich aufzufangen, aufzurichten und mit mir gemeinsam zu erspüren, wie es weitergeht. Dann liegt der Weg klar und deutlich vor mir: Ich will kein Silikon in meinem Körper, sondern einen natürlichen Ersatz. Ich kann diesen Weg gehen und es wird gut sein. Den letzten „Feinschliff" bekommt die Entscheidung beim nächsten Treffen der BrustkrebsSprotten, die mir mit geballter SprottenPower und ihrem unendlichen Erfahrungsschatz Mut machen. Eine Brust ist ersetzbar, weibliche Unterstützung nicht.

MELLI, bei Diagnose 28 Jahre

Basti und ich haben dem Krebs immer voller Freude ins Gesicht gelacht. Klar gab es auch Momente, in denen wir still wurden, Angst hatten, gemeinsam weinten. Dennoch war unsere liebste Taktik, dem kleinen Arschloch in meiner Brust nicht mehr Aufmerksamkeit zu schenken, als es verdient hat. So gehörten makabre Witze in unseren Alltag wie das Klopapier ins Badezimmer. Den Höhepunkt dieses dunklen Humors erreichte Basti an einem wunderschönen Tag am Strand. Wir hatten ein Fotoshooting mit der Familie – genau eine Woche nach meiner Operation. Ich war überglücklich, dabei sein zu können. Wir hatten einen großartigen Tag, an dem viele wunderschöne Bilder entstanden. Für mich sind es bis heute ganz besondere Bilder, die mich an eine außergewöhnliche Zeit meines Lebens erinnern. Auf großen Leinwänden hängen sie bei uns zu Hause und erinnern uns täglich daran, wie stark wir diese Zeit gemeistert haben. Noch immer bekomme ich Gänsehaut, wenn ich daran zurückdenke. Ein kleiner Spaziergang am Wasser rundete den Tag ab. Basti marschierte mit seiner kleinen Nichte Ella am Ufer, ich redete mit meiner Schwägerin, alle anderen waren über ein paar Meter am Strand verteilt. „Schatz, hier liegt ein Krebs im Sand. Kann es sein, dass du den verloren hast?", rief Basti mir laut und für jedermann hörbar zu. Große Augen, offene Münder, geschockte Gesichter. Und ich? Ich lachte Tränen. Als die anderen das sahen, lockerten sich auch ihre Gesichtszüge und mein Lachen wurde ansteckend. Genau das war unsere Art, mit meiner Erkrankung umzugehen. Unsere Stärke. Unser Weg. Und der war rückblickend genau der Richtige, auf den ich mit Stolz, Kraft und einem neuen Selbstbewusstsein zurückblicke. Danke Basti, dass du mich begleitet und zum Lachen gebracht und meine Tränen getrocknet hast. Ohne dich hätte ich dem Feind nicht mit so viel Freude und einem erhobenen Mittelfinger ins Gesicht gelacht.

ANGIE, bei Diagnose 33 Jahre und in der 32. Schwangerschaftswoche

Meine Diagnose ist gerade einen Tag alt. Und doch fühlt es sich auf meinen Schultern an, als würde ich dieses Kreuz seit Jahren tragen. Ich muss, nein, ich möchte es meiner Familie und meinem Umfeld mitteilen. Aber wie? Wie sagt man den Menschen, die man liebt, dass man mit 33 Jahren und während der Schwangerschaft die Diagnose Brustkrebs erhalten hat?! Ich fühle mich verantwortlich, ihnen direkt die Angst zu nehmen und Zuversicht zu zeigen. Ich nehme mir eine Tasse Kaffee, gehe auf die Terrasse an die frische kühle Morgenluft und beginne mit den Telefonaten. Meine Hände zittern, als ich die Nummer meiner Eltern, meiner Schwester und meiner Oma wähle. Ich spüre, wie mich die Gespräche mit meiner Familie wieder freier atmen lassen. Meine Ängste und Sorgen werden ein wenig kleiner. Ich beschließe, eine Nachricht an meine Freunde zu senden. „Ihr Lieben, wenn ihr mich in der nächsten Zeit seht, wundert euch bitte nicht über meinen neuen Haarschnitt. Ich habe nicht meine Gesinnung geändert. Ich habe Brustkrebs. Liebe Grüße, Angie." Danach gehe ich ins Wohnzimmer. Ich nehme meine Jungs links und rechts in den Arm. Spüre mein Baby unter dem Herzen und weiß, dass ich das überleben werde! Ich sehe nach oben und danke Gott, dass ich diejenige bin mit dieser Diagnose und nicht meine Kinder.

YVI, bei Diagnose 51 Jahre

Aller guten Dinge sind drei, sagt man. Dass das auch für den Krebs gilt, hatte ich so nicht vermutet, aber nach Gebärmutterhalskrebs und Schwarzem Hautkrebs hat sich der Blödmann (so nenne ich ihn mittlerweile) nun die Brust ausgesucht. Das hat mich schon umgehauen, aber wie jedes Mal bin ich die Treppe wieder hinaufgekrochen, nur etwas langsamer als sonst. Es fällt mir schon schwer zu akzeptieren, dass ich nicht mehr die Alte bin. Und dass auch Freunde und Bekannte sich verändert haben. Sie können noch weniger mit dem Blödmann umgehen als ich selbst. Verständlich. Sie sind ja nicht direkt betroffen – wie sollen sie da verstehen, was so eine Therapie mit mir und meinem Körper macht? Mit Krankheit wollen viele nichts zu tun haben und gehen sicherheitshalber auf Distanz. Dafür bin ich neuen Menschen begegnet. Menschen, die mich verstehen, weil sie ähnliche Erfahrungen haben machen müssen. Die wissen, wie es sich anfühlt, manchmal einfach schlapp zu sein, keinen Appetit zu haben und ständig etwas zu vergessen. Und die trotzdem lachen und Spaß am Leben haben. Das macht mir Mut und hilft mir, meine Situation zu akzeptieren. Ich wende mein Gesicht der Sonne zu und lasse die Schatten hinter mir, denn drei sind mehr als genug.

ESTHER, bei Diagnose 44 Jahre

Gut, dass ich erkrankt bin und nicht meine liebe Mutti! Denn damit könnte ich gar nicht umgehen. Die Sorge um sie und die Angst, sie möglicherweise zu verlieren, würden mich wahnsinnig machen. Mit meiner eigenen Diagnose bin ich hingegen ganz gut klargekommen. Ich wusste ja, wie es mir geht – ehrlich, unverfälscht und zum Glück gut, so dass ich schnell in die Vergangenheitsform gewechselt bin: „hatte Krebs“ klingt auch gleich viel sanfter. Dass ich in der akuten Therapiephase aus Sorge, dass sich jemand Sorgen um mich machen könnte, nicht alles nach außen getragen habe, ist wohl verständlich. Gerade meiner lieben Mutti gegenüber. Während ich Freunde und Kollegen ganz offen über die Situation informierte (gute Entscheidung – auf die Mail an meine 250 Kollegen, bitte völlig normal mit mir umzugehen, gab es wundervoll bestärkende Reaktionen), habe ich das Inkenntnissetzen meiner Familie bis zum letzten Moment aufgeschoben. Erst einen Tag vor der unausweichlichen Operation bin ich zur Beichte gekrochen, nachdem ich taggleich meinen Bruder eingeweiht hatte. Meine Mutti und ich haben uns größte Mühe gegeben, beide zuversichtlich zu sein. Ihre lieben Worte waren Lichtstrahlen von Seele zu Seele und doch weiß ich, dass sie in der Nacht vor der OP genauso wenig geschlafen hat wie ich. Es war richtig, sich ihr nicht schon früher anvertraut zu haben. Dass ich meiner lieben Mutti auch nicht von allen OP-Terminen erzählt habe, wird sie mir beim Lesen dieses Beitrags verzeihen. Tochterliebe. Seelenschonung. Keine Seelenschonung zugelassen hat mein lieber Mann. Er hat mir nicht abgenommen, dass es mir immer gut ging. Seine starke Schulter hat viel aushalten müssen. Nicht nur meine müde Erscheinung und das Quengeln, endlich aufstehen und Normalität haben zu wollen, vor allem das Alleinsein hat ihn belastet. Deshalb habe ich aus der Klinik heraus regelmäßig dafür gesorgt, dass sich Freunde mit ihm in Verbindung setzten, um ihn zu fragen, wie es IHM geht, um ihn abzulenken und seine Sorgen aufzunehmen. Alles in allem haben wir alles ziemlich gut hinbekommen. Und ich bleibe bei meiner Überzeugung, dass die Einstellung den Unterschied macht. Ich habe einfach entschieden, glücklich zu sein. Du auch?

BARBARA, bei Diagnose 53 Jahre

Der letzte Schultag vor den Weihnachtsferien. Im Morgenkreis fragt Ole, der Lehrer, die Kinder nach ihrem größten Weihnachtswunsch. Mein Sohn Jakob (10) beginnt zu weinen. Am allerallermeisten wünscht er sich, dass seine Mutter wieder gesund wird. Einen Moment schweigen die anderen 20 Schülerinnen und Schüler betroffen, dann gehen sie nach und nach vorsichtig zu ihm, um ihn zu trösten. Am Schluss stehen alle um ihn herum und bilden einen schützenden Kreis. Ole erzählt mir davon und gemeinsam freuen wir uns über Jakobs großes Vertrauen in seine Klassengemeinschaft, seinen Zugang zu seinen Gefühlen und wie gut er in seiner Klasse aufgehoben ist. Ich wünsche mir am meisten, dass ich Jakobs Wunsch erfüllen kann. Und, hey, das werde ich!!

Perspektivwechsel

BIRTE, Sandras Freundin

Sie ist gerade 40 geworden, steht mitten im Leben, inmitten ihrer Familie mit Mann und zwei quirligen Jungs. Sie fühlt sich gesund. Wir trinken einen Tee auf der Terrasse und nach einer Weile erzählt sie mir von ihrem Routinebesuch beim Frauenarzt. Eine Auffälligkeit in der Brust. Der Rückruf des Arztes steht noch aus. Ein wenig Unbehagen begleitet uns beide in diesem Moment, bis sie zu dem Schluss kommt: „Es ist bestimmt alles gut." Stunden, Tage, Wochen bis zur endgültigen Diagnose vergehen. Nichts ist gut. Fragen und Unsicherheiten, Sorgen und Ängste tauchen auf. Doch am Tag nach der OP sehe ich meine junge, ungeschminkte, schöne Freundin auf dem Krankenbett sitzen: „Es wird alles gut." Gedanken und Gefühle bewegen meinen Kopf und mein Herz: Wie macht sie das? Was kann ich tun? Was hilft ihr? Was entlastet sie? Was bewegt sie ganz besonders? Wie geht es ihr wirklich? In den Wochen und Monaten danach reden wir und ich stelle Fragen oder höre zu. Mitleid tut ihr nicht gut, Alltag dafür umso mehr, zuhören, lachen, weinen… ja, natürlich sind auch Tränen da, wenn sie mal nicht stark sein kann oder muss. Meist jedoch geht sie mit Mut und positiver Haltung durch die wiederkehrenden Zeiten der Ungewissheit, des zermürbenden Wartens, durch die unendlichen Höhen und Tiefen dieser herzlosen Krankheit. Ganz offen spricht sie über ihre Erkrankung, macht sich und anderen Mut, schaut – mit und ohne Haare – optimistisch nach vorn und begegnet gefasst jeder neuen Herausforderung, ohne zu wissen, was sie erwartet. Es sind Hürdenläufe, es sind Etappensiege. Jede Etappe bringt sie dem Ziel ein Stückchen näher, jede Hürde fordert Körper und Seele bis an die Grenzen. Doch jede überwundene Hürde macht auch Mut und macht sie stark. Nun ist sie 44 geworden, steht mitten im Leben, inmitten ihrer Familie mit Mann und zwei quirligen Jungs. Sie ist gesund.

---------- ❤ *Sprotten-Power-Impuls für Angehörige* ----------

Das Wichtigste, was Du in dieser Situation sagen kannst: „Ich bin für Dich da." Ansonsten darfst Du gern zugeben, dass Dir die Worte fehlen und einfach Fragen stellen: „Was hilft Dir? Was brauchst Du? Wie kann ich Dich am besten begleiten?" Auf Floskeln bitte unbedingt verzichten! Ein „Kopf hoch, wird schon wieder" oder „Lass Dich nicht unterkriegen" ist allenfalls ein verzweifelter Versuch, etwas Aufmunterndes sagen zu wollen. Viel besser ist das ehrliche Angebot, Sorgen und Ängste anzuhören: „Du kannst mir alles sagen, aber natürlich nur, wenn Du möchtest." Denk Dich einfach in die Erkrankte hinein. Was würdest Du Dir selbst in dieser Situation wünschen?

CARL, Andreas Sohn

Als meine Mama erkrankte, war ich 19 und wusste erstmal nicht, was das bedeutet. Es klingt absurd: erwachsen, Sohn einer Arztfamilie, fertig mit dem Abitur, die halbe Welt gesehen – und dann rätselnd dastehend, als meine Mama erzählt, dass sie Brustkrebs hat. Egoistisch wie ich bin, wurde mir sofort bewusst, dass meine immer-da-Mama in Gefahr war. Scheibenkleister, aber so richtig! Jetzt wird alles dafür getan, dass mir meine Mama nicht wegstirbt! Zufällig treffen wir uns nach der nächsten Untersuchung in der Tür. Mama legt ihre Handtasche und die Jacke zur Seite, für die Schuhe reicht es nicht, die Tränen sind schneller. Ich umarme und drücke Mama. Ihre Arme hängen einfach nur runter, der Kopf fällt auf meine Schulter. Ich schlucke, doch nach ein paar Worten wird klar: Mamas Chancen, bei uns zu bleiben, bis sie Oma ist, sind gut! Einziger Haken: Die Brust muss ab. Deswegen weint sie. Einfühlsam wie ein Baum sage ich, dass das doch super sei. So eine Brust kann man ruhig abgeben, Hauptsache keiner stirbt hier. Ich also raus aus der Tür, ab aufs Fahrrad. Nach ein paar Kilometern merke ich, dass eigentlich offensichtlich nicht ich hier das Opfer vom Brustkrebs bin, sondern meine Mama. Und Mama hat nicht nur Krebs, Mama hat bald eine Brust weniger, kann ihren gut laufenden Job erstmal nicht mehr ausüben, verliert ihre Haare und hat Angst, glaube ich. Papa hat auch Angst, glaube ich – und ich jetzt auch wieder. In der nächsten Zeit bin ich lieb zu Mama. Bin ich eigentlich auch vorher gewesen. Aber nun mache ich keine Blödeleien mehr, die Mama anstrengen und hole Mama von der Chemotherapie ab. Wir reden über Belangloses, nie über den Krebs. Nie habe ich Mama in der Zeit gefragt, wie es ihr geht, kein einziges Mal. Ich konnte es nicht. Wenn unser Apfelbaum Auto fahren könnte, hätte er genauso gut der mitfühlende Sohn sein können. Meine Brüder machen es besser. Krebs ist auch bei ihnen kein großes Thema, aber sie treiben so viel Schabernack, dass meine Mama froh ist, die beiden um sich zu haben. Heiligabend sind nur wir zusammen. Mama, Papa, meine Schwester, wir drei Jungs und der Hund. Es ist spät und alle sind ein bisschen müde. Mama trägt Kopftuch. So wie man es als Frau tragen sollte, wenn man im Sommer im Cabrio zum Strand fährt. Sieht fein aus, fehlen nur gerade Sommer und Cabrio. Als Mama das Kopftuch abnimmt, erschrecke ich, wirklich. Meine Schwester hingegen prustet los und brüllt: „Du siehst aus wie Großvati.“ Ich gucke verdutzt. Recht hat sie. Witzig. Alle lachen. Und endlich kapiere auch ich: Ich sollte die Situation so nehmen, wie sie ist. Wenn es traurig ist, ist es Zeit, traurig zu sein. Wenn traurig fertig ist, ist der Spaß gerne willkommen. Meine Mama macht es genauso und lacht über ihren Kahlkopf. Jetzt weiß ich, dass alles in Ordnung ist. Wer hat es nun schneller geschnallt – unser Weihnachtsbaum oder ich?

----------♥ *Sprotten-Power-Impuls für Angehörige*----------

Gute Freunde tauchen trotz zumeist empfundener Hilflosigkeit nicht unter. Sie sind da und bieten pragmatische Hilfe an – ohne jegliche Sentimentalität und Weinerlichkeit. Oft sind es Kleinigkeiten, die der Erkrankten gerade nützlich sind: Die Post aus dem Briefkasten vorbeizubringen, die Blumen zu gießen, eine Tube Zahnpasta aus dem Klinik-Shop zu besorgen. Schöne Mitbringsel sind wie so oft die persönlichen Dinge: ein selbst genähtes Herzkissen (Anleitung zum

Beispiel unter www.shesmile.de), ein nützliches Notizbuch/Brustkrebstagebuch, ein Bildband vom Lieblings-Reiseziel. Zum Überbrücken der viel zu langen Kliniktage helfen zudem Hörbücher, eine vielleicht sogar selbst eingelesene Geschichte oder eine Playlist mit Lieblingsmusik. Dazu eine Karte mit dem simplen Satz „Ich bin an Deiner Seite." Mehr braucht es nicht.

ASTRID, Kathrins Freundin

Wenn Kathrin nicht krank geworden wäre, wüsste ich nicht, ob wir jetzt so gut befreundet wären. Vor der Diagnose waren wir Kolleginnen, die sich sympathisch fanden, zusammen auch mal zu Mittag gegessen und privat geschnackt haben. Wir begannen uns anzufreunden, aber es gab noch keine besondere Tiefe. An dem Tag der ersten Untersuchung (von der ich nichts wusste) hatten wir einen gemeinsamen Termin und sie kam tatsächlich nach der Vermutungsdiagnose („das müssen wir genauer anschauen, aber das sieht nicht gut aus") pflichtbewusst ins Büro. Ich habe sie gefragt, was mit ihr los sei, und war dann einfach für sie da. Anscheinend habe ich den richtigen Ton getroffen, denn sie konnte sich mir öffnen. Und so haben wir dann die endgültige Diagnose, die Warterei auf alle weiteren Untersuchungen, die Terminierung und Verschiebung der Chemo, die OP, die Reha und später auch die Wiedereingliederung im Büro zusammen erlebt. Nebenbei haben wir so normale Sachen gemacht wie frühstücken zu gehen, gemeinsam zu singen oder ein Auto für mich auszusuchen. In dieser Zeit wurde unsere Beziehung langsam, aber sehr sicher immer enger. Vieles wollte und musste Kathrin allein durchstehen, aber wenn ich durfte, war ich für sie da. Sie hatte stets die Wahl: Nähe oder Distanz, Hilfe oder selbst machen, sprechen oder schweigen. Ich denke, genau dieses Angebot, dass alles, was für sie wichtig und richtig ist, passt und stimmt, hat uns zusammengebracht. Ich bin sehr dankbar, dass wir beide die Offenheit hatten uns anzufreunden, obwohl wir vorher nicht viel voneinander wussten und uns in dieser Sondersituation aufeinander einlassen mussten. Nach wie vor bewundere ich Kathrin, mit welcher inneren Stärke sie alles gemeistert hat und ich empfinde es als Bereicherung für mich selbst, dass ich ein Teil sein durfte und noch sein darf. Auch nach dem Restart im „normalen“ Leben sind wir füreinander da und ich freue mich immer über eine gewonnene Freundschaft, die so schnell nichts auseinanderbringt. Die schweren Zeiten haben uns zusammengebracht, jetzt teilen wir auch die guten Zeiten!

SUSI, Sandras Schwägerin

Ganz genau erinnere ich mich an den Tag, an dem ich von der Erkrankung meiner Schwägerin erfuhr. Tausend Gedanken schwirrten mir durch den Kopf und die Tränen liefen nonstop. Verzweifelt versuchten wir, so normal wie möglich mit der Schocknachricht umzugehen. Ich bot natürlich meine Hilfe an, aber war sie auch gewollt? In schwierigen Momenten hat man seine engsten und liebsten Vertrauten um sich. Nun stellte ich mir die Frage: Gehörte ich als angeheiratetes Familienmitglied dazu? Meine Frage beantwortete sich schnell und ich freute mich sehr, als meine Schwägerin mich fragte, ob ich sie zum Perückenkauf begleite. Wieder kamen mir die Tränen – aber vor Freude! Endlich konnte ich etwas für sie tun und sie unterstützen. Also fuhren wir zum Haarstudio. Im ersten Moment wirkte der Laden dunkel und leer. Ein Herr begrüßte uns und freute sich sichtlich, dass wir da waren. Dies konnten wir an seinem etwas seltsamen Grunzen erkennen, das sich durch den ganzen Termin zog. Fragend schauten wir uns an und dachten insgeheim: Was ist denn das für ein Kauz? Schnell merkten wir aber, dass er wirklich Ahnung hatte und wir lachten und grunzten einfach mit. So wurde es ein lockerer, entspannter und witziger Termin. Mit Perücke „Elke“ im Gepäck und einem vergnüglichen Lachen gingen wir aus dem Laden. Danach setzten wir uns in ein Café und amüsierten uns über diesen grunzenden Mann mit dem wundervollen Talent, eine bedrückende Situation in Fröhlichkeit zu wandeln.

CHIARA, Tamaras Tochter

Gleich werde ich auf ganz viele Frauen mit einer schweren Krankengeschichte treffen und bin zugegebenermaßen extrem aufgeregt. Insgeheim wollte ich nicht damit konfrontiert werden, aber nun kann ich wohl nicht mehr zurück. Meine Mama ist eine von ihnen. Sie sieht großartig aus in ihrem pinken Shirt, das alle in der Runde tragen – als Symbol der Power-Sprotten. Im Bus gibt es ein Gläschen Prosecco, die Frauen lachen unbeschwert und ich merke schnell, dass ich überhaupt nicht aufgeregt sein muss. Wir haben zusammen etwas Verrücktes vor und werden gleich fünf Kilometer durch den Matsch robben – eine echte Dreckschlacht gegen den Krebs! Fünfzehn Hindernisse gilt es zu bewältigen und wir alle kämpfen uns gemeinsam von einer Phase in die nächste, wie im Leben. Klatschnass und verschlammt laufen wir über einen Lehmhügel, rutschen aus, fallen hin, purzeln übereinander, quieken vor Vergnügen und helfen uns gegenseitig wieder auf die Beine. Mit lachenden Gesichtern vergessen wir alles um uns herum und genießen einfach nur den Moment. Man merkt gar nicht, dass die Frauen erkrankt sind. Wir klettern, wir kämpfen und wir verzweifeln – und freuen uns umso mehr, wenn wir ein Hindernis gemeinsam bewältigen. Der Zusammenhalt in der Gruppe ist unglaublich stark. Das ist wunderschön zu sehen – heute beim Muddy Angel Run und an jedem anderen Tag!

AXEL, Esthers Mann

Der Tag, den ich herbeisehne und den ich zugleich fürchte, ist da. Heute soll meine Frau operiert werden. Ich sehne ihn herbei, weil ich mir so sehr wünsche, wieder eine gesunde Frau zu haben, die unbeschwert ihr Leben genießen kann, ohne dass im Hinterkopf ständig die drohende Gefahr einer heimtückischen Krankheit präsent ist und unser schönes Leben belastet. Auch ich möchte diesen Gedanken endlich loswerden und damit das immer noch unglaubliche Gefühl, dass meine liebe Frau so ernst erkrankt ist. Meine Frau, zu der diese Krankheit so überhaupt nicht passt. Sie ist groß und schlank, zudem ausgestattet mit einem grenzenlosen Optimismus und einem unermüdlichen Einsatz bei allem, was sie tut. Schlechte Laune kennt sie nicht. Sie strahlt sich durch den Tag und steckt andere mit ihrem positiven Wesen an. Selbst in der dunklen Jahreszeit macht sie jeden Morgen noch vor sechs Uhr Sport – dann also, wenn ich mich gerne noch einmal umdrehe – und das, obwohl ihr ein langer Arbeitstag bevorsteht. Am liebsten läuft sie draußen ihre Runde, alternativ stehen Stepper und Rudergerät bereit. Was für eine Disziplin und Motivation am frühen Morgen! Heute geht es auch um sechs Uhr los – ohne Sport direkt in die Klinik. „Wir passen auf sie auf!“, hat der Chefarzt im Vorgespräch versprochen. Es klang nicht nur so daher gesagt, sondern war mit Wärme und Überzeugung in der Stimme gesprochen. Schon lange bin ich nicht mehr in der Kirche, habe aber doch meinen Glauben und bete: Beschütze meine Frau, die ein so gutes Herz hat! Ankunft in der Klinik. Innig verabschieden wir uns. Wir sind schon immer liebevoll miteinander umgegangen. Lange Jahre, jeden einzelnen Tag. Ich mag sie nicht loslassen und weiß doch, dass ich es muss. Ich kann nichts tun, diesen Weg muss sie allein gehen. Der Weg zu den OP-Sälen ist lang. Immer wieder dreht sie sich um und winkt mir zu. Wie immer lächelnd und optimistisch. Äußerlich. Es bricht mir fast das Herz. Am liebsten möchte ich hinterherlaufen und ihr beistehen, aber das geht nicht. Sie ist am Ende des Flures angekommen, ein letzter Blickkontakt, dann ist sie verschwunden. Ein schlimmer Moment. Ich fühle mich allein, irgendwie zurückgelassen. Ich kann nicht helfen und würde es doch so gerne. Wie in Trance fahre ich nach Hause und alles andere um mich herum hat seine Bedeutung verloren. Die nächsten Stunden gucke ich immer wieder auf die Uhr. So, jetzt müsste sie in Narkose sein. Jetzt etwa müsste die OP beginnen. Wie lange? Mehrere Stunden. Ich laufe durch den Garten auf und ab und denke an sie, denke an sie... Ablenkungsversuch? Völlig sinnlos! Hmm, jetzt müsste sie im Aufwachraum liegen. Die wollten mich doch anrufen. Na gut, noch mal einige Minuten warten. Warten. Warten. Immer noch kein Anruf. Vielleicht gab es eine Verzögerung oder es ist etwas... Nein nein, Quatsch. Natürlich ist alles gut gegangen! Die machen das jeden Tag. Nicht so ungeduldig. Okay, also weiter warten. Das Telefon klingelt – nicht. Jetzt muss ich mich einfach vergewissern. Ich rufe an. Ja, meine Frau sei im Aufwachraum und die OP gut verlaufen. Die größte Anspannung fällt von mir ab und ich bin erleichtert, aber solange ich sie nicht selber höre, ist es nicht wirklich gut. Dann eine Stunde später die erlösende WhatsApp: „Mir geht es gut." Meine Gefühlslage macht einen gewaltigen Satz nach oben. Mir geht es auch gut!

Halbgötter in Weiß

SUSANNE, bei Diagnose 52 Jahre

Große, graue Ungetüme aus Blech gefertigt und emotionslos stehen jeweils für ein paar Wochen im Jahr an verschiedenen Standorten im Land und laden Frauen zwischen 50 und 69 Jahren zum Mammographie-Screening ein. Rund 85.000 Früherkennungsuntersuchungen werden jährlich in den schleswig-holsteinischen Mammobilen durchgeführt. Bei rund 600 Frauen werden Karzinome entdeckt. Ich war eine von ihnen. Ob nun aus Schock über die Diagnose oder deren sachliche Übermittlung durch einen mir unbekannten Arzt, machte ich mich fast mechanisch auf die Suche nach einer Klinik. Ich agierte, als gelte es einen Arbeitsauftrag zu erledigen: Klinik suchen, therapieren lassen, fertig. Das war mein Plan. Meine damalige Gynäkologin weihte ich nicht ein, sie praktiziert weiter entfernt. Ich wollte mich in der Nähe meines Wohnortes behandeln lassen und fand im Netz die Mailadresse des regionalen Brustzentrums. Ein paar Zeilen zu meiner Diagnose und die Bitte um einen Termin. Das sollte genügen. So zumindest dachte ich damals. Die leitende Ärztin sah das anders. Noch am selben Abend rief sie mich an, fragte nach meinem Befinden, meinen Lebensumständen und bot mir ein persönliches Gespräch am übernächsten Tag an. „Dann können wir uns kennenlernen und alles weitere besprechen", verabschiedete sie sich. Ich war baff. Über das Karzinom in meiner Brust hatten wir kaum gesprochen. Sie schien mehr an meiner Person interessiert als an meiner Brustkrebsdiagnose. Was für ein Unterschied zu jenem Arzt, der mir das Biopsie-Ergebnis in Form von Großbuchstaben und Zahlen mitgeteilt hatte. Das Treffen im Brustzentrum verlief ebenso angenehm wie das Telefonat. Die Ärztin ließ sich Zeit, beantwortete meine

Fragen mit Sachverstand und großer Empathie. Erstmals seit der Diagnose wurde mir klar: Es geht um mich, nicht allein um meine kranke Brust. Der Krebs war da, und ab jetzt gehörte er zu meinem Leben. In einer anderen Klinik holte ich mir eine Zweitmeinung ein. „So jemanden wie Sie operieren wir hier zweimal am Tag, das ist für uns ein Routineeingriff", eröffnete mir der Arzt nach Durchsicht des vorläufigen Befundes. Es sollte wohl professionell klingen. Für mich war es das nicht. Ich bin kein Routineeingriff, ich will mit all meinen Bedürfnissen und Ängsten wahrgenommen werden. Die Leiterin des regionalen Brustzentrums tat das. Für mich ist sie eine Göttin in Pink.

----------♥ *Sprotten-Power-Impuls* ----------

Vertrau Deinen Ärzten. Sie werden alles daransetzen, Dich gesund zu machen. Besserwisser-Tipps von Dritten verunsichern hingegen eher. Je stärker Du Deine Ärzte als Verbündete empfindest und je stärker Du die vorgeschlagenen Therapieempfehlungen mitträgst, desto zuversichtlicher wirst Du Deine Behandlungen beginnen und erfolgreich bewältigen.

----------------------ᘛᘚ----------------------

MYRIAM, bei Diagnose 45 Jahre

Nach der Diagnose ging alles sehr schnell. Zack. „Sie haben Krebs." Zack. „Sie haben Glück gehabt. Hormonabhängig. Gute Heilungschancen. Wenn schon Krebs, dann den." Hä? Zack. „Ich mach mal einen OP-Termin für Sie." Zack. Vorgespräch in der Klinik... Meine Seele kam bei diesem Tempo kaum mit. Und nun saß ich da. In der Klinik. Vor mir eine Assistenzärztin, die mich mitleidig ansah. „Der Tumor ist nicht sehr groß, allerdings haben Sie sehr viel Mikrokalk in der Brust. Der muss auch weg." Weg? Viel? Meine Brust ist für „viel“ viel zu klein. Fragend sah ich die Assistenzärztin an. Sie hob den Hörer und rief den Oberarzt an. Ich schielte auf den Zettel und sah den Namen. Plötzlich breitete sich Ruhe in mir aus. Mein Halbgott in Weiß. Der Mann, der mein Leben retten wird. Wir kennen uns. Unsere Kinder gehen in eine Klasse. Mein Sohn ist oft bei ihm zu Hause. Ich bin keine Nummer mehr. Patientin 35107 wurde zu Myriam. Nach einem kleinen Überraschungsmoment (ja, auch Götter kann man überraschen) waren wir uns einig. Er wird mich operieren. (Er: „Wollen Sie, dass ich Sie operiere?“ Ich: „Ja, klar. Ich weiß, wo Sie wohnen.“ Er, grinst: „Gut. Das Risiko gehe ich ein.“) Und dann sagte mein Halbgott die erlösenden Worte: „Nach der OP, wenn der Tumor raus ist, sind Sie gesund.“ Was soll ich sagen, der Weg war und ist steinig, aber er hatte recht. Götter halt!

----------♥*Sprotten-Power-Impuls* ----------

Die Diagnose Brustkrebs ist kein medizinischer Notfall. Auch, wenn man den ganzen Mist schnellstens wieder loswerden möchte, besteht kein Grund zur Hektik. Nimm Dir Zeit und sprich ganz in Ruhe mit vertrauten Menschen oder anderen Betroffenen, bevor Du Dich für Deine Behandlung entscheidest. Ob Du eine Zweitmeinung einholen möchtest, entscheidest Du selbst – es kann den von Deinen Ärzten vorgeschlagenen Weg bestätigen oder einen Alternativweg aufzeigen, den Du dann für Dich bewerten musst.

-----------------------❧-----------------------

GRIT, bei Diagnose 47 Jahre

Stanzbiopsie in der Uniklinik. Das bedeutete zunächst einmal warten – Anmeldung – warten – Mammazentrum – warten, warten, warten... Doch dann kam meine Engelin im weißen Kittel. Mit ihr ging ich in den Untersuchungsraum. Oben ohne voller Gel lag ich schon bereit, da sagte meine Engelin: „Ach, wissen Sie was? Wir gehen nach nebenan. Das Gerät dort ist viel besser und hat eine höhere Auflösung." Aber klar doch. Meine Engelin erklärte mir alles ganz genau und machte mir sogar das Geräusch der Stanze vor, damit ich keinen Schreck bekäme. Geduldig nahm sie die Proben und fragte, ob die Schmerzen auszuhalten seien. Meine Engelin fand sogar den Lymphknoten mit der Metastase. Als sie hörte, dass meine Frauenärztin zwei Wochen im Urlaub sei, stellte sie den Kontakt zur Brustschwester her. Als sie hörte, dass ich für die Blutentnahme beim Hausarzt ewig warten musste, sagte sie: „Sie können darauf bestehen, dass es schneller geht. Sie gehen jetzt vor!" Und genau das Gefühl hatte ich bei meiner Engelin – wichtig zu sein und getragen zu werden. Ein paar Tage später rief sie persönlich an, um mir die Ergebnisse der Laboruntersuchung mitzuteilen. Sie tröstete mich und gab mir Mut. Und dann spielte meine Engelin all ihre Engelskraft aus. Staging-Termine erst in drei Wochen? Das geht schneller! Und sie legte sich für mich ins Zeug. Mindestens dreimal rief sie mich an dem Nachmittag noch an, um zunächst zu sagen, es sei schwierig, aber in Arbeit. Um mir dann mit Stolz mitzuteilen, dass sie für die kommende Woche einen Termin für die Knochenszintigrafie habe und – wenn ich da könnte, würde sie versuchen, auch den CT-Termin noch am gleichen Tag zu bekommen. Letztendlich hatte sie auch das geschafft. Sie freute sich und ich war baff und voller Dankbarkeit über so viel Engagement. Vielen Dank, meine Engelin! Du warst genau im richtigen Moment für mich da.

---------- ♥ *Sprotten-Power-Impuls* ----------

Manche Entscheidungen überfordern uns, weil wir die Konsequenzen nicht verstehen. Lieblingsfrage an Ärztin oder Arzt, die verlässlich weiterhilft: „Was würden Sie in dieser Situation für sich selbst entscheiden bzw. Ihrer Frau empfehlen?"

----------------------☙❧----------------------

ANNE, bei Diagnose 40

Bei meiner Brust-OP hatte ich viel Glück: So hatte ich etwa den nettesten Anästhesisten ever. Vor der Narkose scherzte er mit mir und lenkte mich erfolgreich ab... Was ich so täte im Leben? Ach, eine Deutschlehrerin... Was ich über den Faust dächte? Ach so, er selbst sähe das so und so... Ach ja, ich solle jetzt übrigens gut schlafen und von Goethe träumen... Zack, war ich weg und wurde operiert. Etwa fünf Stunden später im Aufwachraum ging es so weiter: Auch hier erwischte ich den wohl liebsten Pfleger. Ich war nach der ungeplant langen OP ziemlich durcheinander und mein Pfleger flößte mir Wasser und Schmerzmittel ein und rief meinen Mann für mich an. Er machte mir Mut und besuchte mich sogar später noch auf der Station. Auch bei einem weiteren Krankenhausaufenthalt klopfte er an die Tür, das finde ich schon enorm. Durch so eine schwere Krankheit wie Krebs ist man zumindest zeitweise sehr fremdbestimmt und vielem ausgeliefert, ohne dass man immer so genau weiß, auf was man sich da einlassen muss. Es ist „mega“ (um es mit einem Sprottenausdruck zu sagen), wenn die Menschen um einen herum so hilfsbereit und mitfühlend sind. Danke!

----------❤ *Sprotten-Power-Impuls* ----------

Ein Brustkrebs-Ordner hilft Dir, den Überblick zu behalten. Am besten ALLES zeitnah abheften. Mögliche Kategorien: Arztbriefe, OP, Chemo, Strahlentherapie, Medikamente, Krankenkasse, Krankengeld, Schwerbehinderung, Reha, Rentenversicherung, Transport Pkw/Taxi, Arbeitgeber... So geht nichts verloren und Du bist jederzeit auskunftsfähig. Sinnvoll ist auch eine Rubrik Notizen, denn das Aufschreiben entlastet Dein ohnehin beanspruchtes Gehirn.

Chemo-Cocktail gefällig

ANDREA, bei Diagnose 50 Jahre

Hat sich eigentlich schon mal eine Nicht-Betroffene in ihrem Leben Gedanken darüber gemacht, wie eine Chemotherapie abläuft? Ich jedenfalls nicht! Alle, die ich nach ihren Erfahrungen fragte, gaben mir nur vage Auskunft. „Ist nicht so schlimm", hieß es, „Ich bin dabei immer eingeschlafen" oder „Nimm dir auf jeden Fall was zu Essen mit." Da ich mir überhaupt nicht vorstellen konnte, was mich da erwartete, fing mein Kopfkino an, mir die wildesten Szenarien vorzuspielen. Ich sah mich mit vier fremden Frauen in einem Raum – schlafend, schnarchend und sabbernd. Na toll! Dabei lief uns das Gift durch die Adern und auf dem Boden lagen büschelweise Haare. Ich war seelisch so am Ende, dass ich immerzu weinen musste. Oder war es das Selbstmitleid, dass mein eigentlich gesunder Körper jetzt diese Prozedur über sich ergehen lassen müsste? Auch die Schwestern konnten mich nicht wirklich beruhigen. Wahrscheinlich haben sie gar nicht nachvollziehen können, was gerade in mir vorging. Und dann stand plötzlich Nina vor mir, mit einem breiten Lachen im Gesicht und tollen Locken auf dem Kopf. Ihre Chemotherapie lag bereits ein Jahr zurück und sie sah großartig aus! Sie erzählte mir von ihrer gerade gegründeten Selbsthilfegruppe und strahlte dabei so viel Power und Zuversicht aus, dass ich gleich viel entspannter wurde. Vertrieben waren die düsteren Gedanken und ich war sicher: Es gibt ein Leben nach der Chemo!

---------- ♥ *Sprotten-Power-Impuls* ----------

Für die mehrstündige Chemo solltest Du bequeme Kleidung, warme Socken und eine Decke dabeihaben, da die Zytostatika kühl verabreicht werden. Pack weiter 1-2 Flaschen Wasser ein (wird manchmal auch gestellt), kleine leckere Snacks und ein gutes Buch oder Hörbuch oder irgendwas, was Du gern tust. Das lenkt Dich ab und lässt die Zeit schneller vergehen. Und Dein Glücksbringer sollte natürlich auch nicht fehlen! In manchen Kliniken ist auch Besuch zugelassen – vorher fragen.

----------------------- ----------------------

GRIT, bei Diagnose 47 Jahre

Beinahe wäre ich am Tag der Port-OP in der Uniklinik verloren gegangen. „Ach, da sind Sie ja." Mit diesen Worten rettete mich die Pflegerin der OP-Vorbereitung vor diesem Schicksal. Statt Dankbarkeit hatte ich allerdings ein Fragezeichen im Gesicht. Wo hätte ich denn sonst sein sollen? Schließlich wartete ich schon seit einer Stunde genau da, wo ich hingeschickt wurde. Es stellte sich heraus, dass man vergessen hatte mich in der OP-Vorbereitung anzumelden. Heute – nach unzähligen Wartestunden während der Therapie – ist die damalige Stunde unbedeutend. Auch an diesem Tag war es erst der Anfang des Wartens. Mein Anästhesie-Team wurde für eine Not-OP gebraucht. Und ohne Anästhesie-Team keine OP. Neben mir wartete eine Leidensgenossin. Obwohl ich ihren Namen nicht mehr weiß und sie auf der Straße nicht wiedererkennen würde, werde ich sie wohl nie vergessen. Erst wollte ich gar nichts von ihr hören. Sie sollte den Port herausoperiert bekommen. Sie hatte all die Monate Therapie erfolgreich hinter sich und freute sich auf die Reha in Sankt Peter-Ording. Ich wünschte ihr alles Gute. Aber insgeheim war ich neidisch. Ich hatte diesen unendlichen Weg noch vor mir. Würde es bei mir auch gut ausgehen? Würde ich Chemotherapie, Brust-OP und Bestrahlung auch so gut überstehen? Sie erzählte, dass sie unbedingt eine Vollnarkose wollte, weil das so angenehm sei. Ich wollte auf keinen Fall eine Vollnarkose, weil ich die Kontrolle behalten wollte. Eigentlich lächerlich, da die Kontrolle über mein Leben durch die Erkrankung ohnehin grad völlig verloren zu gehen schien. Sie erzählte, dass sie während der gesamten Therapie immer donnerstags mit anderen Krebspatienten rudern war. Wie schön das gewesen sei und wie viel ihr der Sport und die Gemeinschaft gegeben haben. Das hörte sich gut und tröstlich an. Krebstherapie heißt also nicht, die ganze Zeit leiden. Ich könnte sogar weiterhin Sport machen und schöne Momente erleben. Und dann sagte sie einen Satz, der mir wahnsinnig viel Mut gab: „Mein Körper hat viel mehr verkraftet, als ich ihm zugetraut hätte." Irgendwann im Laufe des Tages bekamen wir dann beide noch unsere OPs. Gut 20 Minuten dauerte es, den Port einzusetzen. Trotz örtlicher Betäubung konnte ich nicht viel kontrollieren. Doch auch ohne Kontrolle machten die Ärzte ihren Job gut, und der Port leistete während der Chemo exzellente Dienste. Heute liegt er in der Schublade. Vielleicht sollte ich ihn mal herausholen, um mich zu erinnern, wie toll mein Körper das alles gemacht hat und wie großartig er sich erholt hat. Ein Jahr nach Therapie-Ende ist der Alltag fast schon zu selbstverständlich zurückgekehrt. Für das nächste Blutbild mit normalen Werten gönne ich mir einen Sekt!

Wie wirkt die Chemotherapie?

Die Chemotherapie hat das Ziel, alle im Körper vorhandenen Krebszellen zu zerstören. Dabei werden „Zellstopper" verabreicht, die die Vermehrung der Tumorzellen hemmen. Chemotherapien werden nicht nur bei fortgeschrittenen Tumoren eingesetzt, sondern auch im Frühstadium (neoadjuvant oder adjuvant). Die Wirkstoffe werden in Form von Infusionen, Spritzen oder Tabletten verabreicht. Eine Chemotherapie wird in Zyklen durchgeführt, wobei sich Behandlungsphasen und Behandlungspausen abwechseln. Durchgeführt werden im Schnitt vier bis sechs Zyklen. Weitere Informationen zum Ablauf, den eingesetzten Medikamenten und dem Bewältigen von Nebenwirkungen findest Du im „Patientenratgeber Brustkrebs" der Deutschen Krebsgesellschaft.

---------- ♥ *Sprotten-Power-Impuls* ----------

Wenn Deine Hände oder Füße im Zusammenhang mit der Chemotherapie zu kribbeln oder brennen beginnen oder Überempfindlichkeiten zeigen, helfen Übungen mit einem Igelball. Durch die Massage werden die geschädigten Nerven stimuliert und zu Wachstum und Regeneration angeregt. Den Ball auf den Boden legen und mehrmals täglich mehrere Minuten mit dem Fuß hin- und herrollen. Bei Schädigung der Hände den Igelball mit sanftem Druck zwischen den Händen rollen. Um die Nebenwirkungen von Anfang an einzudämmen, hilft es Hände und Füße zu kühlen. Nachfragen in der Klinik lohnt sich.

YVONNE, bei Diagnose 38 Jahre

Unsicher betrat ich das erste Mal den Chemoraum im Krankenhaus. Bequeme rote Stühle mit Schlaffunktion standen aufgereiht am Fenster und ein stechender Geruch stieg mir in die Nase. Hier also würde ich die nächsten Wochen meine Medikamente einnehmen, war bei dem Anblick mein erster, etwas ängstlicher Gedanke. Als die überaus sympathische Breast Nurse mit einem freundlichen Lächeln und lustigen blonden Engelslocken meine ersten Infusionen brachte, stieg meine Nervosität an. So viele Flaschen und dann noch eine in knallrot... Während sie die Infusionen anhängte, sagte sie aufmunternd zu mir, dass ich die Medikamente als Freund annehmen soll, da sie mir helfen, gesund zu werden. Na gut, dachte ich: „Einmal Aperol intravenös!“ Ich hatte bewusst keine Nebenwirkungen im Internet nachgelesen und bin mit dem Gedanken „was ich nicht kenne, trifft auch nicht ein“ gut gefahren. Die Wartezeit auf das Eintreffen von unzähligen Nebenwirkungen nutzte ich lieber mit meiner Familie. Ich programmierte mein Unterbewusstsein auf Heilung und hatte keine Scheu oder Abneigung mehr gegen die Infusionen, sondern nahm meine wenigen Nebenwirkungen für meine Gesundheit gerne in Kauf. Nach der vierten „Aperol-Infusion“, wechselte das Medikament und für mich wurde der Chemotag aufgrund der ständig eintretenden Müdigkeit zur zusätzlichen Schlafeinheit. Die netten, humorvollen Gespräche mit den Mitpatienten und der Breast Nurse, die Lebensenergie und Hoffnung ausstrahlte, verkürzten die restliche Behandlungszeit. Rückblickend habe ich am eigenen Körper erfahren, dass etwas Schlimmes auch immer etwas Gutes mit sich bringt. Keiner ist unsterblich und ich lebe seit der Diagnose bewusster, gewichte das Gute eines Menschen stärker als seine Schwächen, nehme die Natur bewusster wahr und schmunzele bei der Frage, ob ich einen Aperol trinken möchte.

---------- ❤ *Sprotten-Power-Impuls* ----------

Taxi-Fahrten zur Chemo werden von der gesetzlichen Krankenkasse bezahlt, rechtzeitig vorher genehmigen lassen. Dein Eigenanteil beträgt pro Fahrt 10% der Kosten, mindestens 5 Euro und höchstens 10 Euro.

----------------------⚜----------------------

SANDRA, bei Diagnose 40 Jahre

Alles, nur bitte keine Chemo! Das war mein größter Wunsch. Ich war bereits brusterhaltend operiert, der Tumor war weg. Nun stellte sich noch die Frage der Folgetherapie. Die Antwort darauf sollte ein Onkotype-Test geben, der beleuchtet, wie mein Tumor auf eine Chemotherapie reagiert. Nach zwei Wochen Warterei mit Horrorszenarien im Kopf (ich sah mich aufgedunsen, geschwächt und glatzköpfig über der Spuckschüssel) wurde mein Wunsch in einem Arztgespräch zunichte gemacht. Insgesamt 18 Chemozyklen standen mir bevor! Mein Kopfkino ließ mir jetzt keine Ruhe mehr. Glaubt mir, der Film hatte Blockbusterqualität! Aufgewühlt traf ich mich mit einer Schulfreundin, die ebenfalls an Brustkrebs erkrankt war und eine Chemo durchlaufen hatte. Sie erzählte mir von ihren

Erlebnissen und Erfahrungen. Ich entspannte mich etwas. Die Klarstellung, dass man nicht zwangsläufig unter Übelkeit leidet, die Stimmung bei den Infusionen nicht immer schrecklich ist und die Frauen nicht nur weinend im Bett liegen, wandelte meine überdimensionale Angst in vorsichtige Neugier. Sie erzählte mir, dass in der Chemo-Ambulanz auch gelacht wird und man dort auch Spaß haben kann (was in meinem Film so gar nicht vorkam). Außerdem sollte man bei jeder Sitzung eine Kuscheldecke, ein Kissen, gut gefüllte Brotdosen und etwas zur Beschäftigung dabeihaben. So trat ich meine erste Chemo mit einer großen Tasche voller schöner Sachen an. Endlich konnte ich dem Feind entgegentreten. Mein Mann begleitete mich in die Klinik. Er war mein Fels, obwohl in seinem Kopf der gleiche Kinofilm spielte wie in meinem. Nach einem letzten Aufklärungsgespräch konnte es losgehen. Kaum saß ich im Behandlungszimmer auf einem der Sessel (Massagefunktion inklusive), überkam mich dann doch die Angst und die Tränen liefen und liefen... und liefen. Die Infusion wurde gestartet und die aperolfarbene Flüssigkeit suchte sich ihren Weg durch den durchsichtigen Schlauch. Was würde passieren, wenn dieses Gift in meiner Vene ankommt? Brennt es? Wird es heiß? Juckt es? Mein ganzer Körper war angespannt. Der Cocktail mit den exklusiven Zutaten Epirubicin und Cyclophosphamid erreichte meinen Arm und es passierte NICHTS!!! Lediglich kühl wurde er. Mein Mann und ich atmeten auf. Von da an wusste ich, dass ich diese Chemotherapie schaffe und damit alles tue, um geheilt zu werden.

----------♥ Sprotten-Power-Impuls ----------

Wenn die Chemo bei Dir zu Mundtrockenheit führt, sanft mit der Zunge über den Wulst zwischen den Vorderzähnen und dem Unterkiefer sowie zwischen Gaumen und Schneidezähnen streichen. Das aktiviert die Speichelproduktion. Die Mund- und Nasenschleimhäute bestehen aus Zellen, die sich regelmäßig erneuern und werden deshalb ebenfalls durch eine Chemotherapie angegriffen. Solltest Du während der Behandlungen unter Entzündungen im Mund leiden, hol Dir Rat bei Deinen behandelnden Ärzten oder in der Apotheke. Bei Aphten helfen sogenannte Cortison Haftsalben schnell und wirksam. Regelmäßige Mundspülungen mit ätherischen Ölen (gering konzentriert verwenden) beugen Entzündungen vor (z.B. Spülungen mit Salbei, Pfefferminze, Nelken oder Kamille). Bei starken Entzündungen der Nasenschleimhaut kontaktiere einen Hals-Nasen-Ohrenarzt. Heilsalben mit Panthenol oder Nasenöle halten die Naseninnenwände bei regelmäßiger Pflege feucht.

----------------------☙❧----------------------

KIRSTEN, bei Diagnose 49 Jahre

Im großen Bogen bin ich während meines OP-Aufenthalts an der Chemostation vorbeigelaufen und habe im Stillen immer gedacht: Zum Glück musst du da nicht rein! Aber wie das Leben so spielt – und wir alle wissen, dass es nicht immer ganz fair ist – musste ich aufgrund meines „High Risk Tumors auf molekularer Ebene" dann doch noch zur Chemo und Bestrahlung. Die Nachricht zog mir den Boden unter den Füßen weg, doch eine tolle Freundin, die alles schon hinter sich hatte, nahm mir die Angst. Zur ersten Chemo wollte ich dann aber doch lieber allein gehen. Mit viel Zeit erklärte mir die Ärztin alles. Auch, dass die rote Flüssigkeit vom Körper ganz genauso wieder ausgeschieden wird, wie sie hineinfließt. Puh, damit blieb mir die Panikattacke beim ersten Toilettengang erspart! Beim Vorbeischleichen an der Chemostation hatte ich mir immer vorgestellt, dass es in den Räumen stimmungsmäßig erdrückend sein müsste, aber die Schwestern waren bestens gelaunt, humorvoll und sehr einfühlsam. Gut, dass der Mensch ein Gewohnheitstier ist! Denn durch „immer die gleiche Zeit, immer den gleichen Raum und immer den gleichen Stuhl" kommt man sehr schnell mit den anderen Patientinnen ins Gespräch. In Christina habe ich eine Chemoschwester gefunden, mit der die Aussicht viel besser wurde als anfangs gedacht.

----------♥ *Sprotten-Power-Impuls* ----------

Bewegung und Sport haben positiven Einfluss auf Dein Körpergefühl und reduzieren Stress und Stimmungstiefs. Die Wirkung ist wissenschaftlich belegt. Verordne Dir an den Tagen der Chemotherapie einen Spaziergang. Setz Dir kleine Ziele: den zwei Kilometer entfernten Bäcker oder eine Sitzbank am Ortsausgang. Nimm Dein Handy oder eine liebe Freundin mit, das gibt Dir Sicherheit. Schon während des Gehens wirst Du merken: geht doch! Und nach dem Spaziergang wirst Du erschöpft, aber „beseelt" sein. Bewegung bewegt Deinen Körper, Deinen Geist und Deine Seele!

----------------------଼----------------------

STEPHIE, bei Diagnose 30 Jahre

Nichtschlafend vertrieb ich mir die Nacht vor meiner ersten Chemo mit Dr. Google und seinen Horrorgeschichten zu diesem Thema. Erfahrungen in meinem Umfeld gab es nicht, so dass ich niemanden fragen konnte. Völlig gerädert, noch verängstigter und überpünktlich kam ich in der Praxis an und konnte mir einen gemütlichen Sessel in einem der drei Räume aussuchen. Ich entschied mich für die goldene Mitte und nahm am Fenster Platz. Nach und nach kamen immer mehr Frauen hinzu und nahmen ihre Plätze ein. Die angeregten Unterhaltungen und das zwischenzeitliche Gelächter irritierten mich. Eine weitere Frau gesellte sich zu mir, vielleicht 10 Jahre älter als ich. Sie lächelte mich freundlich an und fragte: „Na, neu hier?" In diesem Moment kam noch eine junge Frau in den Raum gehetzt. Sie sah richtig cool aus in ihrer Fransen-Jeans mit Glatze und jeder Menge Tattoos. Sie strahlte über beide Ohren und warf sich in den freien Sessel. „Gerade noch geschafft zur Cocktail-Happy Hour", sagte sie lachend. Die beiden waren so positiv und strahlten eine unglaubliche Lebensfreude aus, die mir sofort die Panik nahm. Beide erzählten, wie unproblematisch ihre Therapie bisher verlaufen war und dass man wirklich absolut nicht ängstlich sein müsse. Schon kurz darauf kam mein grüner Giftbeutel mit der orangen Flüssigkeit und los ging´s. Währenddessen löcherte ich die beiden Frauen mit Fragen und wir lachten unglaublich viel in diesen Stunden. Ich musste noch einen Moment länger bleiben und war richtig traurig, als sie sich verabschiedeten. Im Flur hörte ich wenig später meine Mutter nach mir fragen. „Na, du siehst aber fröhlich aus“, sagte sie beim Betreten des Raumes. Ich hüpfte aus meinem Sessel und nahm sie so fest ich konnte in die Arme. „Du brauchst keine Angst zu haben, Mama, ich habe auch keine und alles wird gut!“

ANNE, bei Diagnose 40 Jahre

Eine Chemotherapie soll es jetzt nach der Brustoperation auch noch sein – puh, was ist das eigentlich genau…? Ach so, als erstes braucht frau einen Port, der jetzt ganz schick am Dekolleté sichtbar ist. Das Einsetzen war unangenehm, aber dann ist es vollbracht. Vor der ersten Chemo hatte ich große Angst, richtige Alpträume. Die Chemoambulanz kam mir vor wie eine Parallelwelt, das kann doch nicht mein Leben sein… Aber siehe da: Die Chemositzung an sich ist gar nicht schlimm! Das Anstechen schmerzt, doch dann läuft der Saft, während ich liege, lese, viel esse und viel trinke (aber immer möglichst so, dass die Chemo nicht für die dann folgenden Bedürfnisse unterbrochen werden muss, vor allem nicht direkt nach dem Anstellen, dann gucken die Schwestern besonders böse). Nach und nach fühle ich mich während meiner Dienstagssitzungen richtig zu Hause. In der Klinik kann es auch schön sein. Wir Frauen reden, lachen und sind füreinander da, man kennt sich und die Schwestern und Ärzte sind wirklich super. Krebs verbindet. Mein Mitgefühl gilt vor allem einer tapferen alten Dame mit Rollator… Was geht es mir dagegen gut, denn abgesehen vom Krebs bin ich ja fit und mein Körper ist stark. Fünf Monate später ist sie da, die letzte Sitzung. Unglaublich, was haben mein Körper und meine Seele da geschafft! Jetzt ist es Sommer, das Dekolleté ist gewagt, aber ich trage meine Portnarbe mit Stolz.

JESSICA, bei Diagnose 32

Während meiner Ausbildung zur Krankenschwester habe ich mich immer gefragt, warum die Chemopatientinnen auf der Gynäkologie immer so viel lachen. Keine dort wirkte traurig oder niedergeschlagen, obwohl eine hochgiftige Substanz durch die Venen gejagt wurde. Mein ursprünglich vermuteter Milchstau entpuppte sich nach genauerer Untersuchung als Tumor und da ich erneut schwanger war, musste alles ganz schnell gehen. So saß ich 13 Tage später, einen Tag nach dem ersten Geburtstag meines Sohnes, an der Nadel. Ohne Port wurde mir die rote Soße in meine Vene gepumpt. Ich konnte kaum hinsehen und bat die Krankenschwester, die Flüssigkeit mit einem Tuch abzudecken, was es ein bisschen erträglicher machte. Wenige Wochen später nahm ich Kontakt zu Angie von den BrustkrebsSprotten auf. Auch sie war bei der Diagnose schwanger gewesen. Bei der dritten Chemo besuchte sie mich im Klinikum. Eine Begegnung, die unglaublich guttat, da sie wusste, was ich durchmachte. Sie hat mir die Angst genommen, dass mein ungeborenes Kind Schaden nehmen könne, da auch ihr Mädchen gesund zur Welt gekommen war. Meine Chemotherapie verlief dann etwas anders als geplant, aber nur das Endergebnis ist wichtig. Wenn ich meinen nun mittlerweile Dreijährigen so anschaue, kommen mir die Tränen. Er ist ein ordentlicher Frechdachs geworden und gesund. Das ist das, was zählt. Alle Strapazen während der Therapien sind vergessen und ich weiß, dass es richtig war, sich für den Kleinen zu entscheiden. Mit allen Risiken und allen Freuden.

BETTI, bei Diagnose 31 Jahre

Ein grauer regnerischer Freitag Anfang Dezember. Seit drei Wochen war ich wegen meiner Brustkrebserkrankung in Therapie. Nun saßen wir im Auto auf dem Weg zur Beerdigung meiner lieben kleinen Oma. Um es nicht zu dramatisch werden zu lassen, sie hatte ein sicher nicht immer einfaches, aber schönes Leben und war bereits einige Jahre sehr dement gewesen. Schwarz angezogen und übel gelaunt fuhren wir also zur Kirche. Es war der 5. Tag nach meiner dritten Chemo. Meine langen blonden Haare waren bereits etwas kürzer geschnitten und rot gefärbt, sie fielen nämlich schon aus. Aber den Kopf ganz zu rasieren, hatte ich mich noch nicht getraut, zum Glück, sonst hätte ich wahrscheinlich noch mehr mitleidige Blicke bekommen. Die ganze Familie sollte da sein. Der 5. Tag nach der Chemo war der schlimmste, das kannte ich schon. Ich konnte die Uhr danach stellen. Auf dem Weg zur Kirche kurz vor dem Dorfeingangsschild machte unser Auto ein komisches Geräusch. Wir hielten an. Panik keimte auf, weil wir erstens spät dran waren und ich zweitens spürte, dass sich etwas zusammenbraute – nicht am Himmel, sondern in meinem Darm. Trotz regelmäßiger Flohsamenschaleneinnahme war dieser 5. Tag anscheinend nicht zu vermeiden. Während mein Schatz die Motorhaube öffnete und den Keilriemen in der Hand hielt, machte ich nur große Augen und lief auf meinen hohen Schuhen fluchtartig über die Straße ins matschige Feld. So gut es eben bei dem strömenden Regen ging, suchte ich mir ein gemütliches Plätzchen. Lief bei mir – als plötzlich etwas hinter mir raschelte. Zwei riesige Vierbeiner stürzten auf mich zu und bellten mich giftig an – ABER – der Zaun zwischen uns hielt sie zum Glück zurück. Geschockt und völlig hysterisch stolperte ich zum Auto zurück und wir fuhren mit kaputtem Keilriemen bis zur Kirche. Natürlich waren wir zu spät und der Beerdigung konnte ich auch nicht folgen – ich wollte einfach nur eine richtige Toilette. Am nächsten Tag rasierten wir die Haare ab. Den Tod meiner Oma konnte ich erst nach meiner Krebstherapie für mich realisieren und verarbeiten.

----------❤ *Sprotten-Power-Impuls* ----------

Solltest Du während der Chemotherapie unter starken Durchfällen oder Verstopfungen leiden, sprich es offen bei Deinen behandelnden Ärzten an. Auch ein Besuch beim Proktologen kann sinnvoll und notwendig sein. Scheu Dich nicht davor! Du musst nichts davon aushalten, denn für die Nebenwirkungen der Chemotherapie gibt es sehr gute Behandlungsmöglichkeiten. Regelmäßige Flohsamenschaleneinnahme mit reichlich Wasser reguliert die Verdauung. Sprich die Einnahme aufgrund möglicher Wechselwirkungen mit anderen Medikamenten mit Deinen Ärzten ab. Eine ausgewogene Ernährung hilft ebenfalls.

Perückenwahl

MARTINA, bei Diagnose 48

Zwei Wochen blieben mir ab Beginn der Chemo, bis meine Haare ausgehen würden. „Jederzeit!!“, versprach mir meine Friseurin, „morgens, abends, nachts – ruf mich an, wann immer Du möchtest.“ Es dauerte nicht lang, bis sich die ersten Haare lösten. Nicht büschelweise, sondern eher so, dass ich am ganzen Kopf gleichmäßig Haare verlor. Als einmal der Wind ziemlich kräftig blies, ging ich vor die Tür, beugte mich nach vorn und rubbelte am Kopf. Die Haare flogen in die weite Welt hinaus! Einfach so. Es tat nicht weh. Aber in dem Moment wusste ich, es wird Zeit! Wir waren allein, als ich am Abend im Salon eintraf. „Bereit?“, fragte meine Friseurin, ich nickte stumm. Sanft glitt der Rasierapparat durch mein Haar. Erst die eine Hälfte. Ich sah aus wie ein Punk! Fehlte nur noch die bunte Farbe! Dann die andere Hälfte. Ich fuhr mit meiner Hand über meinen Kopf und spürte Stoppel. Das wollte ich nicht! Meine Friseurin bot mir an, mit dem Nassrasierer darüber zu gehen. Ja! Gute Idee! Vorab erstmal waschen. Ganz ehrlich... was für ein tolles Gefühl! Ich war ja schon so gut wie nackt da oben und es fühlte sich einfach herrlich an. Abtrocknen, Schaum drauf, Augen zu. Die scharfe Klinge an meinem Kopf flößte mir Respekt ein. Aber diese Frau wusste ja, was sie tat. Sie rasierte auch die letzten Stoppeln noch weg und dann war es einfach perfekt! Es war ungewohnt, aber perfekt! Ich fand, dass es ganz passabel aussah und beschloss, dass ich so durchaus unter Leute gehen konnte. Allerdings war es inzwischen Winter geworden und so ganz ohne Haare ist es tatsächlich ziemlich kalt dort oben. Rausgehen ohne Mütze war nicht möglich. Sogar beim Schlafen trug ich eine, so dass das Wort „Schlafmütze" eine völlig neue Bedeutung für mich bekam. Viel eher als angenommen wuchsen die Haare schon wieder, wenn auch zunächst mit anderer Farbe und Struktur. Also: Kopf hoch! Die Haare kommen wieder und sind genauso schön wie zuvor.

YVONNE, bei Diagnose 38 Jahre

Als Loulou mir zum ersten Mal vorgestellt wurde, rehbraun und glänzend, schossen mir die Tränen in die Augen. Meine Freundin drückte meine Hand noch fester und lächelte mir aufbauend zu. Ja, sie war schön, verbarg auf den ersten Blick meine für jedermann erkennbare Erkrankung, aber am Ende des Tages ist und bleibt sie ein Haarersatz. Viele nennen ihren Haarersatz Perücke, Zweithaar, Fiffi oder Ding – ich habe sie Loulou genannt. Vielleicht weil ich ihr einen Namen gegeben habe und sie zu meinem täglichen Begleiter wurde, freundeten wir uns schnell an. Ich lebe an der Nordsee und da gehören stürmische Tage zur Tagesordnung. Loulou war so stürmisches Wetter scheinbar nicht gewohnt und so hob sie doch tatsächlich eines Tages bei einer Böe etwas von meinem Kopf ab. Kopfkino... Hat es jemand gesehen? Was für ein Gefühl, wenn einem plötzlich die Haare vom Kopf gepustet werden. Ich musste laut lachen und befestigte Loulou ab sofort mit doppelseitigem Klebeband an meinem Kopf. Wir waren ein gutes Team, bei Sonnenschein, Wind und Regenwetter und nach anfänglichem Ernst kam immer mehr Witz in unsere Beziehung. Meine Kinder freundeten sich auch schnell mit ihr an und hatten Spaß beim Aufsetzen und dem plötzlichen Andersaussehen. Eines Tages fragte mich mein vierjähriger Sohn, ob auch er seine Haare abnehmen könne. Ein niedlicher und verständlicher Gedanke, aber zum Glück saßen seine Haare – auch nach mehrmaligem kräftigem Ziehen – fest an seinem Kopf. In jeder noch so passenden und auch unpassenden Situation erzählte mein Sohn mit vollem Stolz, dass seine Mutter ihre Haare abnehmen könne. Mein erster Gedanke war: „Loch tue dich auf, in dem ich vor Scham versinken kann…", aber mit der Zeit lernte ich meinen Alltag mit Loulou zu meistern, zu lächeln und weiterzumachen. Von den vielen peinlichen, aber überwiegend lustigen und unvergesslichen Momenten mit Loulou möchte ich unbedingt meinen Enkelkindern erzählen.

JESSICA, bei Diagnose 32 Jahre

Haare sind ein Symbol der Weiblichkeit und der erste Schreckensgedanke einer krebskranken Frau Anfang dreißig ist wohl die Vorstellung vom eigenen Kahlkopf. Ich sorgte mich aber viel mehr, dass mein Einjähriger meine Haare büschelweise in Händen halten und aufessen könnte. Daher war mein morgendliches Ritual, mein Kissen zu inspizieren und beim Kämmen zu prüfen, ob sich schon mehr als fünf Haare in der Bürste finden. Am 17. Tag war es dann soweit. Mein Mann hatte sich schon die ganze Zeit darauf gefreut, mir eine Glatze zu rasieren. Wir haben ein richtiges Event daraus gemacht, viel gelacht, aber natürlich sind auch ein paar Tränen gekullert. Nun war meine Diagnose sichtbar. Ich konnte mich nicht mehr verstecken. Meine größte Angst war, dass mich jeder auf der Straße darauf ansprechen und mitleidig ansehen würde. Es ist ja auch ein bizarres Bild, eine Krebskranke mit dickem Bauch zu sehen. Aber so hatte ich immer zwei Gesprächsthemen. Ich habe nie etwas anderes getragen als meine graue Sternenmütze. Sie ist für mich das Symbol der Chemo-Zeit und wanderte in den Schrank, sobald meine Haare wieder eine angemessene Länge hatten. Mittlerweile sind 3,5 Jahre vergangen und meine Mähne ist wieder so lang wie vorher. Die Zeit, alle Haarfrisuren an mir gesehen zu haben, möchte ich nicht missen. Jetzt weiß ich, dass mir ein Kurzhaarschnitt auch sehr gut steht und... wer weiß, vielleicht schneide ich mir die Haare demnächst wieder ab.

SANDRA, bei Diagnose 40 Jahre

Ich wollte schon immer mal ganz kurze Haare haben, aber eine Glatze? So richtig glauben konnte ich nicht, dass meine Haare komplett ausfallen würden. Sie taten es, 15 Tage nach der ersten Chemo! Ich war gerade mit dem Auto unterwegs und beim Aussteigen sah ich, dass mein Sitz so voller Haare war, als hätte ein Tier dort seinen Fellwechsel vollzogen. Mir wurde heiß und kalt. Jetzt ging es also los! Sofort rief ich in dem Salon an, in dem ich mir bereits eine Perücke ausgesucht hatte, und vereinbarte noch für denselben Tag einen Termin zur Rasur und „Inbetriebnahme" meines Haarersatzes. Mein Mann begleitete mich, unsere Kinder dagegen bevorzugten das Handballtraining – vielleicht auch besser so. Ich hatte den Jungs den baldigen Haarverlust zwar als völlig verrückte Nebenwirkung der Chemo verkauft, das Lachen darüber aber war doch sehr verhalten gewesen. Im Salon angekommen, sollte ich entscheiden, ob ich beim Rasieren zugucken wolle oder der Spiegel lieber verdeckt werden solle. Natürlich wollte ich gucken! Vor lauter Aufregung verspürte ich weder Angst noch Trauer, meinem Mann aber war übel. Die Friseurin begann mit der Rasur und es entstanden die kuriosesten Frisuren, bis ich schließlich komplett kahl war. Fertig! Ich bestaunte das Werk von allen Seiten und fand mich richtig hübsch! Auch die Friseurin bestätigte mir eine sehr schöne Kopfform (Danke Mama und Papa, dass ihr mich als Baby immer schön gedreht habt). Dann setzte ich zum ersten Mal meine „Elke" (benannt nach dem gleichnamigen Salon) auf. Es war eine blonde Kurzhaarperücke aus pflegeleichtem Kunsthaar, die meiner vorherigen Frisur schon ähnelte. Ich war zufrieden, dennoch wurden Elke und ich nie richtig beste Freunde. Sie hatte den Scheitel auf der linken und nicht, wie ich es gewohnt war, auf der rechten Seite. Ich weiß, ein echtes Luxusproblem! Aber das war nicht ICH! Ich trug Elke also nur gelegentlich, um mal inkognito zu sein, griff aber meist zu Mützen. Auch nachts war es mir „oben ohne" zu kalt, da kroch ich mit Nachthemd und Schlafmütze bekleidet ins Bett. Was für ein Anblick! Selbst konnte ich gut über mein Aussehen schmunzeln, war aber froh, wenn mein Mann es sich verkniff. Trotzdem war meine Frisur in der Chemozeit mein kleinstes Problem. Ich versuchte, die Vorteile zu sehen, freute mich, endlich mal die Schnellste im Bad zu sein und war mir sicher, dass meine echten Haare bald wieder wachsen würden.

----------♥ *Sprotten-Power-Impuls* ----------

Die Perücken-Entscheidung fällt viel leichter, wenn Du Dich von einer guten Freundin begleiten lässt, denn die Auswahl aus Kunsthaar und Echthaar ist riesig. Echthaar kann sogar gefärbt oder gelockt werden, verursacht aber deutlich mehr Pflegeaufwand. Die Kosten trägt Deine Krankenkasse. Alternativ kannst Du Deinen Kopf auch mit einer Mütze vor Sonne und Kälte schützen. Liebevoll ehrenamtlich genähte Mützen kannst Du kostenfrei unter www.muetzen-herz.de bestellen.

KATHRIN, bei Diagnose 44 Jahre

Wer mich kennt, weiß, dass ich immer sehr penibel mit meinem Haar war. Kaum ein Friseur konnte es mir recht machen. Egal ob

Dauerwelle, Strähnchen, Bob, Tönung – meine Haare wurden tagtäglich morgens gewaschen und perfekt gestylt. Haarspray war mein bester Freund. Schon immer mal hatte ich überlegt, etwas Neues auszuprobieren, vielleicht sogar eine Kurzhaarfrisur. Aber dafür hatte ich nie den Mut. Nun wurde mir die Entscheidung abgenommen... Als ich den ersten Schock der anstehenden Chemotherapie überstanden hatte und die Tränen ausgeweint waren, setzte ich mich mit der Tatsache auseinander, dass mir die Haare ausgehen werden. Wie würde ich mich fühlen? Wie würde ich aussehen? Richtig ausmalen konnte und wollte ich mir den Moment nicht und hatte großen Respekt davor. Mit einer Freundin machte ich mich auf die Suche nach einer passenden Perücke und probierte viele verschiedene Modelle, um mich am Ende für ein Exemplar ähnlich meiner bisherigen Frisur zu entscheiden. Nur nicht auffallen oder anders aussehen, waren meine Gedanken. Mittlerweile hatte ich die zweite Chemotherapie hinter mir und musste feststellen, dass mir vermehrt Haare ausgingen. An einem Tag hatte sich meine Mähne nach dem Waschen beim Föhnen so sehr verknotet, dass ich sie nicht mehr kämmen konnte. Kurze Zeit später saß ich bei der sympathischen Mitarbeiterin im Perückengeschäft. Sie empfahl mir, meine Haare nicht ganz abzurasieren, sondern noch ein paar Millimeter stehen zu lassen. So könne ich mich an die Situation gewöhnen und die restlichen kurzen Haare würden nach und nach ausgehen. Sie begann, meine Haare abzuschneiden und es sah zunächst nach einer Kurzhaarfrisur aus. Als sie den Rasierer zückte, spürte ich die Tränen in meinen Augen. Die Krankheit wurde immer präsenter und ich bekam Angst vor der mir vorliegenden Zeit. Behutsam kürzte sie die restlichen Haare und tröstete mich. Sie machte mir Mut und ich fing an, mein Spiegelbild zu mögen und zu akzeptieren. „Ich schaffe das!“, sagte ich zu mir und schenkte dem Spiegelbild ein kleines aufmunterndes Lächeln. Mit der Perücke konnte ich mich in den nächsten Monaten nicht anfreunden, sondern habe es geliebt, vielfältige Mützen und Tücher zu tragen. Und wer hätte es gedacht, mich sah man in dem warmen Sommer auch hin und wieder ohne Kopfbedeckung und heute erfreue ich mich an meiner Kurzhaarfrisur.

---------- ❤ *Sprotten-Power-Impuls* ----------

Deine Wimpern fallen meist als letztes aus und sie wachsen auch langsamer. Du kannst sie mit einem braunen Kajalstift ausgleichen, indem Du einfach kleine Punkte entlang des oberen Lidrandes zeichnest, was den Eindruck von Fülle entstehen lässt. Beim Nachzeichnen Deiner Augenbrauen helfen spezielle Schablonen. Nimm eine eher hellere Farbe, damit die Konturen nicht zu hart wirken. Für frische Farbe im Gesicht hilft ein Tupfer Lippenbalsam, der mit dem Finger auf den Wangen verstrichen wird. Insgesamt solltest Du auf besonders hochwertige Kosmetika ohne Duftstoffe und Konservierungsstoffe achten, da die Haut nach der Chemo besonders empfindlich ist. Kostenlose Schminkkurse für Krebspatientinnen werden regelmäßig angeboten unter https://www.dkms-life.de/seminare.html

----

ANNE, bei Diagnose 40 Jahre

Als klar wurde, dass ich eine Chemo brauche, wurde ich oft gefragt, ob es nicht schlimm für mich sei, dass ich meine Haare verlieren würde. Klar, ich fand die Vorstellung nicht toll, aber auch nicht wirklich schlimm! Meine Haare waren... nun ja, mittelblond, mittellang, mehr als mitteldünn und überhaupt musste ich sie ständig waschen. Also insgesamt kein gigantischer Verlust. Spannend fand ich, dass ich sie punktgenau, wie von meinen Sprotten vorhergesagt, am Tag 15 nach der Chemo verlor. Ich konnte sie mir einfach vom Kopf ziehen wie einen alten Hut. Das war schon etwas komisch und ich war sehr erleichtert, als mein Friseur und Perückenzauberer kurz darauf alles abrasierte. Ich erinnere mich noch: Mein Mann stand daneben, bekam ein Bier in die Hand gedrückt, filmte das Spektakel und wir hatten durchaus Spaß dabei. Und ich fand mich mit Glatze irgendwie ganz cool! Das habe ich später noch manchmal gedacht, so eine Glatze kann auch stark wirken. Meine Perücke war ein Traum: leuchtend blond, gerade richtig lang und dick! Endlich musste ich das Haargummi nicht mehr dreimal um den Zopf wickeln! Ich habe sie geliebt... aber nicht oft getragen, denn sie war auch warm und umständlich und nur schwer kompatibel mit den Bügeln meiner Sonnenbrille. Und dann brauchte ich sie auch bald gar nicht mehr, sie konnte einfach bei mir auf dem Schrank stehen und gut aussehen, denn, wie gesagt, Glatze ist ganz cool (manchmal allerdings auch im wahrsten Sinne des Wortes, bibber... aber ich bin zum Glück ein Mützenfan). Mittlerweile sind meine Haare nach einem Umweg über grau wieder mittelblond, aber kurz und kräftig und so bleiben sie auch! Das hätte ich mich ohne Chemo wohl nicht getraut.

Oben ohne-Operation

ESTHER, bei Diagnose 44 Jahre

Heimlich bin ich in der Nacht vor meiner ersten Operation aus dem Bett geschlichen und habe mein Testament geschrieben. Schlafen konnte ich eh nicht und es sollte zumindest alles geregelt sein, wenn bei der beidseitigen „Komplett-Amputation mit Sofortrekonstruktion“ etwas schiefginge. Tausend wirre Dinge gingen mir durch den Kopf, bis sich ein Gedanke ganz festsetzte: Ein wundervolles Leben habe ich genießen dürfen und wenn es nun wirklich vorbei sein sollte, muss niemand traurig sein, denn ich gehe – wenn auch viel zu früh – glücklich und wirklich dankbar ins Licht. Mein Mann brachte mich in die Klinik und wir verabschiedeten uns inniglich, als wäre es unser letztes Zusammensein. „Hab keine Angst“, hauchte ich ihm noch zu: „Ich habe auch keine“, was ein bisschen geschummelt war. Dann wurde ich abgeholt. Der Brustchirurg warte schon, hieß es – oh, das geht ja schnell – ich muss aber nochmal aufs Klo... Fehlalarm, der Brustchirurg wartete lediglich mit einem dicken blauen

Permanentmarker, mit dem er mehr oder weniger meinen kompletten Brustkorb bemalte, damit später auch die richtigen Stellen operiert würden. Danach OP-Hemd an, sexy Thrombosestrümpfe bis zum Oberschenkel hochrollen, Schmuck ablegen, Kontaktlinsen raus. Jetzt war ich mit meinen minus acht Dioptrien blind und hoffnungslos ausgeliefert. Ein freundlicher Mensch erkundigte sich nach meinem Wohlergehen. Dass es der Professor war, bemerkte ich erst beim Weggehen. Dann kam noch ein freundlicher Mensch und brachte mich rollend zur „Schlachtbank“. Danke, Uniklinik-Thomas, für Deinen herzlichen Humor. Du hast mir viel meiner unmittelbaren OP-Aufregung genommen! Und Danke an Dich, Uniklinik-Martin, Du fürsorglicher Engel im Aufwachraum! Dazwischen erinnere ich nur noch, dass ich im Narkosezimmer an etwas Schönes denken sollte und von unserem gerade beendeten traumhaften Moselurlaub schwärmte, woraufhin mir eine besonders erlesene „Riesling-Infusion“ verabreicht wurde. Das OP-Ergebnis war am Anfang noch recht knittrig, bei Entlassung nach einer Woche aber schon gut in Form, dem Kompressions-BH „Julia“ sei Dank (unbedingt eine Größe größer nehmen, wenn die Implantate auch tendenziell Naturgröße plus ausgewählt wurden). Aufstehen konnte ich noch direkt am OP-Tag. Alles weniger wild als vorab befürchtet. Zwischenzeitlich habe ich aufgrund kleinerer Komplikationen fünf weitere Operationen hinter mir und wenn mein Mann und ich uns verabschieden, heißt es nur noch „Bis nachher!“

---------- ♥ *Sprotten-Power-Impuls* ----------

Horrorszenarien entstehen am ehesten im eigenen Kopf. Bei Brustentfernung beispielsweise bildet sich sofort das Bild vom dunklen Loch. Welche fantastischen Möglichkeiten die Medizin bietet, kennt das Gehirn nicht und malt sich unnötigerweise das Schlimmste aus. Der Austausch mit anderen Betroffenen beruhigt Kopf und Seele.

----------------------- ❦ -----------------------

KIRSTEN, bei Diagnose 49 Jahre

Nichts hat mich in meinem bisherigen Leben so sehr aus der Bahn geworfen wie diese Nachricht! Invasives Mammakarzinom rechts und schnell war klar, dass das gesamte Brustgewebe entfernt werden muss. Noch geschwind das passende Implantat ausgewählt und schon wurde der OP-Termin festgelegt. Früh morgens bin ich dann mit dem Köfferchen in die Klinik und war verdammt neugierig, wie das alles ablaufen würde. Einen Schönheitswettbewerb gewinnt man im OP-Hemd und der hippen Netzunterhose in Einheitsgröße sowie den schicken Thrombosestrümpfen nicht – egal. Schon kam mein Arzt um die Ecke und beim Vorstellen dachte ich: Ach nee, mach Deinem Namen bloß alle Ehre und heil mich, Doc Heilmann! Dieser zückte einen Stift (und ich bin bis heute der Meinung, dass es ein Edding war) und fing an, wilde Zeichnungen auf meinen Oberkörper zu malen. Ich muss ziemlich dumm aus der Wäsche geschaut haben, als er auch links zu malen begann. Grinsend betonte er, dass er schon wüsste, dass er nur rechts operieren soll. Links werde zum Vergleich mit abgezeichnet, weil man im Liegen ja anders aussieht als im Stehen und das Ergebnis natürlich gleichmäßig sein soll. Ich fand das so lustig, dass ich erstmal Selfies dieser Zeichnungen an meinen Mann geschickt habe mit dem Kommentar: „Der hat mich mit einem Edding angemalt!“ Zur OP wurde ich im rollenden Wartestuhl gefahren. Und was soll ich sagen, ich musste mich auf ein Förderband legen. Auf ein Förderband!! Aber dafür war es schön angewärmt, was mich dann doch überraschte. Nachdem ich auf der Trage lag, wurde ich erstmal in eine Nische gefahren, die Boris Besenkammer hätte Konkurrenz machen können. Jetzt weiß ich auch, wo genau die Kittel in Größe L verwahrt werden. Liebe, nette Gesichter beugten sich immer mal wieder über mich und erkundigten sich, wie es mir geht. Gut soweit, nur etwas kalt. Zack, bekam ich eine angewärmte Decke, welch ein Luxus. Dann sollte ich mir einen schönen Traum aussuchen und es ward Nacht. Als ich wieder aufwachte und an mir herunterschaute, war das Ergebnis super. Ich konnte keinen Unterschied zur gesunden Brust feststellen. Wozu Eddingmalereien doch gut sind!

----------♥ *Sprotten-Power-Impuls* ----------

Lass Dich nicht vom Aufklärungsgespräch erschrecken. Die Ärzte müssen sich immer gegen den worst case absichern, Dir also jedes theoretisch mögliche Risiko des medizinischen Eingriffs und der Narkose erläutern. Konzentriere Dich auch hier aufs Gesunden und zücke Deine eigene Checkliste: Wer operiert mich? Wie lange dauert die Operation? Wann erhalte ich Rückmeldung zum Operationserfolg? Wann darf ich nach Hause?

----------------------ꕥ----------------------

MELLI, bei Diagnose 28 Jahre

Gut erinnere ich mich an das flaue Gefühl in meinem Bauch, als ich meine Tasche für das Krankenhaus packte. Vorfreude, dass der Spuk bald ein Ende haben würde auf der einen Seite und die klassische keiner-mag-Krankenhäuser-Abneigung auf der anderen. Eddi, mein rotes Lieblingskissen mit Schweinenase und klingelnder Zipfelmütze, das ich als 5-Jährige bekam, war selbstverständlich dabei. Ich war fast 30 – na und? Eddi hatte immer einen festen Platz in meiner Reisetasche. Basti brachte mich in die Klinik. Die Nacht war kurz, ich aber trotzdem hellwach. Bei der Anmeldung gab es ein Haute-Couture-OP-Hemdchen à la Coco Chanel. Dazu ein Netzhöschen inklusive Einlage – großartig! Weiter ging es in das nächste Gebäude. Im Wartezimmer bekam ich langsam feuchte Hände. Basti hielt sie fest und beruhigte mich. Habe ich eigentlich schon erwähnt, dass Basti IMMER an meiner Seite war? Keine Untersuchung, kein Gespräch und kein schwacher Moment verliefen ohne ihn. Er hat jede noch so kleine Last mit mir gemeinsam getragen. Mein Held. Dann hieß es Abschiednehmen, der für mich schlimmste Moment des Tages. Den Rest musste ich allein schaffen. Im Vorraum des OP-Saals wartete bereits ein ganzes Team auf mich. Alle freundlich, mit einem Lächeln auf den Lippen und beruhigenden Worten. Ich kam nicht umhin, einige Tränen laufen zu lassen, mein Herz klopfte bis unter die Nase. Und dennoch fühlte ich mich geborgen bei den Menschen im Kittel. Ich wurde in die Anästhesie geschoben. Alle stellten sich mit Namen und einem Lächeln vor. Alle nachfolgenden Schritte wurden mir ausführlich erklärt, ich atmete tief ein, eine Schwester trocknete meine Tränen und legte dann die Atemmaske vorsichtig auf mein Gesicht. Alle wünschten mir schöne Träume und versicherten mir, das kleine Arschloch in meiner Brust nun vor die Tür zu setzen.

----------❤ *Sprotten-Power-Impuls* ----------

Die Zeit in der Klinik ist Deine Zeit. Lass Dich verwöhnen und umsorgen und mach einfach mal nichts. Die kleine Auszeit vom Alltag stärkt Dich und gibt Dir Kraft für die nächsten Schritte. Vielleicht nutzt Du die Zeit auch, um Deine Gedanken aufzuschreiben. Ein kleines Büchlein hilft Dir beim Bewältigen der vielen Eindrücke und ist später ein besonderer Erinnerungsschatz.

CHRISTIANE, bei Diagnose 53 Jahre

Die Veränderung an meiner Brust bemerkte ich in den Sommerferien. Den Termin beim Gynäkologen bekam ich erst einen Monat später. Mein Gefühl sagte mir gleich, dass es Krebs ist, während die Ärzte noch zwischen Brustentzündung und inflammatorischem Brustkrebs schwankten. In dieser Zeit erhielt ich von einer Freundin das Buch „Brustgesundheit“ von Susun S. Weed. Während der eingeleiteten Antibiotikatherapie gegen die Brustentzündung hatte ich Zeit, einige Abschnitte zu lesen. Die folgende Passage hat mich dann durch die Phase der Entscheidungen und Therapien getragen: „Frauen, die eine Brust verlieren, sind Amazonen. „A“ bedeutet „ohne“ und „mazon“ bezieht sich auf „mamma“, das heißt Brust. Amazone bedeutet also

„ohne Brust“. In den Überlieferungen der Geschichte heißt es, sie hätten sich eine Brust entfernt, um ihre Fertigkeit im Bogenschießen zu verbessern. Könnte eine Brustoperation deinem Leben eine bessere Zielrichtung geben?“ Ich zögerte keinen Moment und ließ mir die juckende Brust vollständig entfernen. Ein Wiederaufbau ist beim entzündlichen Brustkrebs nicht möglich. Am Abend zuvor noch hatte ich zusammen mit meinem Mann einen Gipsabdruck der kranken Brust angefertigt, um mich von ihr zu verabschieden. Die Operation ist gut verlaufen mit einem schönen optischen Ergebnis: Es ist noch ein Dekolleté-Ansatz vorhanden, sodass mit Prothesen-BH gar nicht auffällt, dass etwas fehlt. Erst war es ungewohnt, „oben ohne“ rauszugehen, bis ich eines Tages beim Einkaufen zufällig ohne Prothesen-BH unter dem sommerlichen T-Shirt unterwegs war. Inzwischen laufe ich öfter ohne Prothese los, weil ich ja genau so eine bin, eine „Amazone“.

ANGIE, bei Diagnose 33 Jahre und in der 32. Schwangerschaftswoche

Die Chemotherapie habe ich dank meiner Familie und Freunden gut überstanden. Nun steht die letzte Untersuchung beim Radiologen vor meiner Operation an. Nachdem er mich untersucht und das Bildmaterial gesichtet hat, wird er sehr ernst. Mir rutscht das Herz in die Hose. Ist die Chemotherapie doch nicht so gut verlaufen?! Habe ich einen neuen Tumor?! Wie soll die Therapie denn bitte dann aussehen?! Er beginnt zu sprechen. Er sagt, dass ich eine Komplettremission habe. Alle sichtbaren Krebszellen sind also weg. Dennoch empfiehlt er, die Brust zu entfernen. Es fällt ihm sichtlich schwer, einer jungen Frau zu empfehlen, ihre Brust abnehmen zu lassen, obwohl die Therapie so positiv verlief. Mir hingegen fallen Felsbrocken vom Herzen und ich kann nur noch: „Schnipp-schnapp, Tittchen ab“ zu ihm sagen und lächeln.

----------♥ *Sprotten-Power-Impuls* ----------

In der Klinik wird man Dich nach einer Patientenverfügung fragen. Dieses Dokument ist für JEDEN wichtig, egal ob gesund oder krank, denn zum Beispiel durch einen Unfall kann die Entscheidungsfähigkeit jederzeit verloren gehen. Ärzte wissen anhand der Patientenverfügung, was sie tun und lassen sollen, wenn Du Deinen Willen nicht selbst äußern kannst. Und auch Deinen Angehörigen hilft der von Dir schriftlich festgehaltene Patientenwille. Muster und weitere Informationen findest Du auf der Website des Bundesministeriums der Justiz und für Verbraucherschutz: www.bmjv.de/ Patientenverfuegung

BARBARA, bei Diagnose 53 Jahre

An meine rechte Brust (die morgen entfernt wird)

Liebe rechte Brust, wie verwirrt ich war, als du dich zaghaft vor über 40 Jahren zu entfalten begannst. Jetzt bist du mir ans Herz gewachsen. So selbstverständlich, wie ich dich getragen habe, habe ich die Lust und Freude empfangen, die du mir gespendet hast. Wenn die Sonne dich beschien. Wenn du gestreichelt wurdest. Wenn wir im Meer badeten und wie schwerelos im Wasser schwebten. Ich habe dich immer geliebt. Und ich war stolz auf dich! Auf deine Form, deine Größe (meine Lieblingsgröße) und deine feste Beschaffenheit. An dir habe ich drei Kinder gestillt. Und auch damit das Band der Liebe, der Fürsorge und der innigen Verbundenheit zu ihnen geknüpft. Ich danke dir für alles, was du mir geschenkt hast und blicke mit Freude und Wertschätzung auf die Jahre zurück, die ich mit dir verbringen durfte. Nun scheint es an der Zeit, dich gehen zu lassen. Ich verabschiede dich und mit dir den Krebs, der sich in dir breit gemacht hat. Ich lasse dich los und halte die Zuversicht fest. Danke, du wunderbare Wegbegleiterin.

Wiederaufbau: Darf's ein bisschen mehr sein

YVONNE, bei Diagnose 38 Jahre

Schon des Öfteren hatten mich die Ärzte aufgrund meiner genetischen Mutation durch die Blume gefragt, ob ich mir vorstellen könnte, mein Brustdrüsengewebe entfernen zu lassen. Ich fiel jedes Mal aus allen Wolken und war zu diesem Schritt noch lange nicht bereit. Wie wäre es wohl ohne Brüste, mit Silikonersatz oder mit Eigengewebe in der Brust? Nein, über diese Möglichkeiten wollte ich lange nicht nachdenken. Bei einem Nachgespräch, bei dem zur Sicherheit wieder einmal ein klein wenig Brustgewebe entfernt wurde, sprach mich der junge Arzt erneut auf das Thema an. Er erklärte die OP-Arten und blieb ganz faktisch dabei. Erstmals hörten mein Mann und ich die Erläuterungen genau an und fragten ihn dann, woher er all die Informationen habe. Es stellte sich heraus, dass der junge Mann der plastische Chirurg in der Klink war. Ich notierte mir seinen Namen, denn wenn ich mich operieren lassen würde, dann nur von ihm. Und so kam es. Nur wenige Wochen später entschied ich mich für eine beidseitige Mastektomie und einen Sofortaufbau mit Silikon. Als ich das erste Mal meine neuen Brüste sah, wirkten sie noch recht knautschig, oh je. Aber schon nach ein paar Tagen gab sich das und „mein Chirurg" justierte mit seitlichen Einlagen noch die beste Form. Wenige Monate später bin ich nun sehr zufrieden und glücklich mit meiner neuen Oberweite. Die Strapazen habe ich hinter mir gelassen und kann nun mit Anfang 40 als einzige aus meinem Freundeskreis rückenfreie Kleider ohne BH tragen.

Brustentfernung – wie geht es weiter?

In 75 bis 80 Prozent der Fälle gelingt eine brusterhaltende Operation. Manchmal ist eine Entfernung der Brust (Mastektomie) jedoch unumgänglich. Damit verbunden ist die Entscheidung für oder gegen eine Wiederherstellung. Ein operativer Wiederaufbau kann sofort mit der Krebsentfernung oder zu einem späteren Zeitpunkt erfolgen. Möglich ist der Wiederaufbau mit Silikon-Implantaten oder Eigengewebe, zum Beispiel aus dem Unterbauch. Weitere Informationen zur Brustrekonstruktion findest Du auf www.krebsgesellschaft.de/brustrekonstruktion.html

Wer keinen operativen Wiederaufbau möchte, kann äußere Brustprothesen nutzen, die in spezielle BH-Taschen eingelegt werden. Sanitätshäuser bieten eine breite Auswahl.

----------♥ *Sprotten-Power-Impuls* ----------

Nach Entfernung einer Brust übernimmt die Krankenkasse im ersten Jahr eine Silikon-Brustprothese mit zwei Prothesen-BHs (Zuschuss) und einen Spezial-Badeanzug (Zuschuss). Danach hast Du jährlich die Möglichkeit auf einen Zuschuss für zwei Prothesen-BHs und alle zwei Jahre auf eine neue Silikon-Prothese sowie alle zwei bis drei Jahre auf einen Spezial-Badeanzug. Voraussetzung für die Kostenbeteiligung ist eine ärztliche Verordnung.

ANDREA, bei Diagnose 50 Jahre

Mein Mann begleitete mich zum Gespräch über die weitere Krebstherapie mit dem Gynäkologieprofessor und dem Brustchirurgen. Der Krebs war schon recht groß in meiner an sich recht kleinen Brust, so dass nur eine Amputation blieb. Ich hatte die Qual der Wahl zwischen a) Komplettabnahme ohne Wiederaufbau, was mit Blick auf die andere Seite vielleicht gar nicht auffallen würde, b) Sofortrekonstruktion mit Silikon mit der Option, die andere Seite irgendwann anzugleichen, oder c) Sofortrekonstruktion mit Platzhalter für einen späteren Wiederaufbau mit Silikon oder Eigengewebe. Ganz ohne Brust konnte ich mir nicht so richtig vorstellen. Pamela Anderson kam mir in den Sinn, die den Plastik-Busen populär machte und scheinbar bis heute ganz gut damit zurechtkommt. Also b)! Der Chirurg lächelte wissend und wandte sich direkt und sofort meinem Mann zu, um die Wunschgröße abzuklären. Man hätte da ja ganz tolle Möglichkeiten... Hallo! Ich bin auch noch da! Es ist meine Brust! Mit dem Ergebnis bin ich sehr zufrieden, mein Mann übrigens auch. Ich habe eine wunderschöne, dekolleté-formende, feste Silikonbrust erhalten. Top-Job, lieber Brustchirurg, mit einer Körbchengröße mehr! Ob ich allerdings meine gesunde Seite tatsächlich angleichen lasse, weiß ich noch nicht. Natürlich weich ist sie, leicht der Erdanziehungskraft unterworfen und ganz echt, eben ganz unvollkommen ich.

---------- ❤ *Sprotten-Power-Impuls* ----------

Schenk Dir jedes Mal, wenn Du in den Spiegel schaust, ein Lächeln und sag Dir selbst etwas Schönes. Auch, wenn Dir gerade gar nicht danach ist. Das Lächeln stärkt Dein Wohlbefinden und öffnet innere Energien.

----------------------- ❧ -----------------------

NINA, bei Diagnose 37 Jahre

Bingo! Multizentrischer Tumor ist wie ein Hauptgewinn. Naja, nur dass man diesen Hauptgewinn nicht wirklich haben möchte. Aber gewonnen ist gewonnen und die Vorstellung einer schönen Silikonbrust, die dauerhaft der Schwerkraft trotzt, ist nach zwei Schwangerschaften inklusive Stillen doch zumindest eine Aufheiterung. Kurzfristig fragte ich mich, ob ich irgendeine Bestellung beim Universum versehentlich falsch aufgegeben habe, da meine Brüste beim Stiftetest definitiv durchrasselten (einen Stift unter die Brust schieben, fällt er nicht runter sind´s Hängebrüste). Egal – der rechte Mops musste ab. Nun blieb die Frage: einfache Entfernung vom Brustgewebe oder gleichzeitige Straffung der Haut?! Um die Antwort auf diese Frage zu bekommen, entblößte ich mich obenrum vor einem Wildfremden im Arztkittel, der behauptete, mein Operateur zu sein. Nachdem dieser hochempathisch lauthals verkündete, dass es für meine Form der Brüste kein Implantat gäbe, war klar, dass es auf eine Hautstraffung hinauslaufen würde. Wenn schon Hauptgewinn, dann zumindest richtig! Die Größe überließ ich dem Typen im Arztkittel und wachte nach meiner Mopsverschönerung auf... nicht nur aus der Narkose, auch aus meinem Traum, auszusehen wie Barbie. Nicht, dass mir die neue Seite nicht gefiel, aber das Silikonkissen war direkt unter die Haut gelegt worden und irgendwie hatte ich mir das weicher vorgestellt. Und dann im Vergleich dazu der andere Mops, der sich Richtung Fußboden neigte. Aber der Ehrgeiz des Operateurs war geweckt mit dem Versprechen, das Ungleichgewicht bestmöglich auszugleichen. Hundertprozentig funktioniert das natürlich nicht, vielleicht fünfzig- oder dreißigprozentig – immerhin besser als vorher! Und eigentlich haben sich meine Brüste und das Silikon ganz gut angefreundet, bis sich das Implantat als Folge der Bestrahlung verkapselte. Nachdem es immer unangenehmer wurde und mir der Silikonmops gefühlt schon fast unter dem Kinn hing (bis dahin war mir nicht bewusst, dass sich Brüste sogar entgegengesetzt der Schwerkraft bewegen können), habe ich mich für einen DIEP-Flap entschieden, also Eigengewebsrekonstruktion mit Bauchfett. Wieder hatte ich mein Barbie-Bild im Kopf und überlegte mir strategisch, dass der beste Zeitpunkt für diese OP eindeutig nach Weihnachten wäre! Mit dieser Vorfreude ging es zum Arztgespräch (wieder entblößte ich mich obenrum vor einem Wildfremden, diesmal ohne Arztkittel). Dem DIEP-Flap würde nichts im Wege stehen, aber auf meine Frage, ob ich noch ein bisschen mehr zu Weihnachten essen dürfe, antwortete er trocken: „Nein, da ist genug Fett!" Was soll ich sagen? Nicht nur kleine Kinder und Betrunkene sagen immer die Wahrheit, auch Ärzte...

GESUNDUNGSWEG

PEGGY, bei Diagnose 41

Nach meiner Tumorentfernung stand ziemlich schnell fest, dass das erkrankte Gewebe nicht vollständig entfernt worden war. Man empfahl mir daraufhin die Abnahme der kompletten rechten Brust. Toll, den Vorschlag hatte ich vorher schon gemacht... und am besten gleich beide! Ja, so war ich drauf – zack, dann wäre das doch ein für alle Mal erledigt! Doch so einfach war das nicht. Zunächst hatte ich in meiner frisch operierten Brust mit einem Krankenhauskeim zu kämpfen. Also erstmal wochenlang täglich in die Klinik zum Spülen der Wunde und Erhalt einer Antibiotika-Infusion; hin und zurück fast 90 km. Und dann die Gespräche mit den Ärzten... Ich hatte das Gefühl, dass sie sich nicht einig waren. Einer sprach sich für die sofortige Brustabnahme aus, der andere fürs Abwarten. Dann stellte sich natürlich auch die Frage zum Brustaufbau: Eigengewebe oder Implantat? Für Eigengewebe kam nur mein Hintern in Frage – und das war für mich ein No-Go! Mit der Situation überfordert wollte und konnte ich hier und jetzt keine Entscheidung treffen und habe mich erstmal fürs Ausheilen meiner Wunde entschieden. Die Mastektomie wurde also auf später verschoben. Nun hatte ich Zeit, um Informationen zu sammeln – einschließlich Betasten fremder Silikonbrüste. Und ich hatte Zeit, um zuzunehmen. Denn mein Plan war eine DIEP-Flap-Eigengewebskonstruktion mit Bauchfett! Ende Dezember hatte ich mein OP-Gespräch inklusive Auswahl der Implantatgröße. Zehn Kilo hatte ich zugenommen und nun kam mein Vorschlag: mit angewinkelten Beinen bildete sich im Liegen eine kleine Speckrolle. Begeistert war der Doc nicht, doch es könnte reichen, auch wenn der Hintern aus seiner Sicht die bessere Wahl wäre. Nicht aus meiner! Die OP verlief gut, obwohl ich zu dem Zeitpunkt befürchtete, nie wieder aufrecht gehen zu können. Aber unser Körper ist ein Wunderwerk! Und mit einigen Korrektur-Operationen lässt sich auch wenig Eigengewebe aufpolstern. Ich bin zufrieden und freue mich über das Ergebnis meiner mutigen Entscheidung.

---------- ♥ *Sprotten-Power-Impuls* ----------

Links ist größer als rechts oder rechts ist gar nichts und Du hast keine Lust, immer eine Prothese zu tragen? Dann lass sie einfach weg!! Es ist nur unser Kopf, der sich sorgt, was andere über uns denken könnten. Der britische Philosoph Bertrand Russell hat einmal gesagt: „Menschen, die immer daran denken, was andere von ihnen halten, wären sehr überrascht, wenn sie wüssten, wie wenig die anderen über sie nachdenken." – Stimmt!

Ab in die Bestrahlungs-Sonne

MYRIAM, bei Diagnose 45 Jahre

Hingehen, ausziehen, hinlegen. Arme hoch: Bssst, Bssst, Bssst. Aufstehen, anziehen, weggehen. Achtundzwanzig Tage. Täglich von Montag bis Freitag. Nun habe ich eine Ahnung davon, wie Bill Murray sich in „Und täglich grüßt das Murmeltier" gefühlt haben könnte. Nur mal zur Erinnerung: Es war Sommer. Der Sommer der Sommer. Ein Hitzerekord übertrifft den nächsten. Auch bei uns in Norddeutschland. Mein Kind hatte nie zuvor so oft hitzefrei wie in diesem Jahr. Und ich? Fünfeinhalb Wochen nicht duschen, nicht im Meer baden, kein Deo. Gefühlte hundert Mal habe ich mich täglich vorsichtig mit einem feuchten Waschlappen gewaschen und gefühlte tausend Mal unter den Achseln beschnuppert. Links unter der Achsel rasiert, rechts Fehlanzeige. Ihr könnt euch denken wie es nach zwei Wochen aussah... trotz allem. Ich hatte Glück. Großes Glück. Meine Brust war für zwei brusterhaltende Operationen fast zu klein (was ist kleiner als Körbchengröße A? AA?). Für die Bestrahlung war die kleine Brust perfekt. Wo nichts ist, kann auch die Schwerkraft im Liegen nicht viel verschieben. Perfekt arrangiert lag ich sofort jedes Mal auf der Liege und wurde dadurch begehrtes Testobjekt für die angehenden medizinisch-technischen Radiologieassistenten. „Sie sind so schön leicht einzustellen.“ Gut, wenn schon Test-Patientin, dann mit Bedingung: Von den blauen, transparentpflasterbedeckten Strichen, die meine Brust und mein Dekolleté kreuz und quer zierten, sollten alle überflüssigen weg. Ach, welche Erleichterung!! Nun blitzte auch nichts mehr aus dem Ausschnitt. Nach zwanzig Bestrahlungen war die Brust krebsrot (ha ha) und die Brustwarze tiefschwarz. Wie verkohlt oder verbrutzelt. Glücklicherweise war das der Höhepunkt ohne Verschlimmerung in den finalen acht Tagen. Und heute? Zwei Jahre nach der Therapie sehe ich noch immer mein Bestrahlungsfeld. Nur langsam wird es blasser. Was soll´s, einseitig gebräunt eben. Ich habe überlebt. Das ist alles was zählt.

KIRSTEN, bei Diagnose 49 Jahre

Strahlentherapie? So gar nichts wusste ich mit diesem Begriff anzufangen, um kurz darauf die perfekte Beschreibung zu erhalten: „Stellen Sie sich vor, Sie gehen in Ihren Keller und sehen, dass die Wasserrohrleitung an der Wand ein Leck hat und die Wand auch schon einen Wasserschaden davongetragen hat. Bisher wurde nur das Loch gestopft und die Wand saniert. Die Strahlentherapie aber versiegelt alles, so dass der Schaden nicht mehr auftreten kann!“ Ich mag die Frau, die mir mit ihrer einfachen bildlichen Darstellung meine Ängste nahm und mir sogleich erklärte, dass ich den Jackpot gezogen hätte. Seit Jahren hätte es keine Patientin gegeben, bei der trotz großer Tumorgröße die Lymphknoten nicht befallen seien. Das machte sie noch sympathischer und ich begab mich gerne in ihre Hände. Nachdem ich vermessen und eingezeichnet war, ging es ab zur ersten Bestrahlung. Auch hier kam definitiv wieder ein Edding zum Einsatz und mein Oberkörper wurde munter mit durchsichtigen Pflastern beklebt. Mit einer bewundernswerten Ruhe wurde der Tisch, auf dem ich lag, dann richtig eingestellt. Erst rechts, dann links, dann noch ein bisschen hier zuppeln und ein bisschen da zuppeln, bis endlich alles stimmte. Das In-Position-Bringen hat immer viel länger gedauert als die Bestrahlung selbst und leider kann man als Patient nicht helfen. Zweimal war ich dann Prüfungsobjekt für die medizinisch-technischen Radiologieprüflinge und habe mich gerne dafür bereitgestellt. Die fünf Wochen vergingen ratzfatz und am letzten Tag hatte ich eine große Packung Naschis für das umsorgende Bestrahlungsteam dabei. Ein kleines Zeichen, um Danke zu sagen für die Begleitung auf meinem Gesundungsweg und die finale Wasserrohr-Versiegelung.

SANDRA, bei Diagnose 40 Jahre

Die Bestrahlung war nach OP und Chemo mein persönliches Finale. Ich hatte wahnsinnige Angst davor und wenn ich die Wahl gehabt hätte, hätte ich eine weitere Chemo vorgezogen. Mein erster Besuch in der Klinik für Strahlentherapie war zur Simulation. Dabei wurde das zu bestrahlende Zielgebiet zentimetergenau ermittelt und mit blauem Edding (sollte einige Wochen halten!) auf der Haut festgehalten. Zwei Tage später folgte der erste Bestrahlungstermin. Nach kurzem Warten wurde ich in eine der Kabinen gebeten, in der ich barbusig verharrte (besser bedeckt mit einem Handtuch, weil sich andere Patienten auf dem Rückweg vom Bestrahlungsraum – uuups-pardon – häufiger mal in der Tür irren). Anhand des Gekritzels auf meinem Oberkörper wurde ich dann auf der Bestrahlungsliege positioniert und es hieß „nicht mehr bewegen“. Das war für mich die größte Herausforderung, denn ich habe Platzangst und mit dem Stillliegen habe ich selbst in großen Räumen so meine Probleme. Was ist, wenn ich Panik bekomme? Ich versuchte ruhig zu atmen und man versicherte mir nochmals, dass die Bestrahlung weder weh täte noch lange dauern würde. Was heißt denn „nicht lange“? Noch immer unsicher gab ich schließlich das Go zu starten. Bloß nicht nachdenken!! Diese Worte wiederholte ich wie ein Mantra, während die Geräte liefen. Von den Strahlen spürte ich nichts und dann war es nach wenigen Sekunden auch schon vorbei, das Licht ging an und ich durfte mich bewegen. Mir fiel ein hinkelsteingroßer Stein vom Herzen. Ich hatte die erste Bestrahlung ohne Panik und Tränen geschafft. Das machte mir Mut für die bevorstehende Zeit. Das Prozedere war jeden Tag das gleiche: die gleiche Uhrzeit, die gleichen Patienten im Wartezimmer und doch immer wieder etwas Angst. Meine Ablenkungstaktiken änderte ich laufend. Mal sang ich Kinderlieder (nein, nicht laut!), zählte auf Schwedisch rückwärts oder kramte in meinem Hirn nach Vokabeln aus dem Französischunterricht (der war 25 Jahre her). Hauptsache, kein Leerlauf in meinem Kopf. Nach 28 Terminen hatte ich es geschafft und war sehr stolz auf mich! Ich verabschiedete mich mit Blümchen von den lieben Mitpatienten und schloss damit das letzte große Kapitel meiner Behandlung.

KATHRIN, bei Diagnose 44 Jahre

Von klein auf war ich ein Sommermädchen – nicht zuletzt, weil ich im Juli geboren bin. Ich liebe die Sonne, die Wärme und die Bräune auf meiner Haut. In den Wintermonaten habe ich früher auch schon mal nachgeholfen. In diesem Sommer aber war alles anders... Der Schattenplatz gehörte mir und meine Haut sollte nach Chemo und OP eine neue Art von Bestrahlung erfahren. „Bitte die Arme über den Kopf", hieß es beim Probeliegen. Was in der Theorie ganz einfach klingt, war nach dem Entfernen von 13 Lymphknoten eine echte Herausforderung. Zehn Tage blieben für mehr Beweglichkeit bis zum ersten Bestrahlungstermin und mit der sportlichen Unterstützung meines Physiotherapeuten konnte der Zeitplan eingehalten werden. Hätte mir zuvor jemand gesagt, dass ich mich dann freiwillig mit einem Edding-Stift in gleich mehreren Farben auf dem Oberkörper bemalen lasse, hätte ich über so viel Absurdität nur den Kopf geschüttelt. Wie „Malen nach Zahlen" fühlte es sich an, als das Bestrahlungsfeld vorbereitet wurde. „Und bitte die nächste Woche nicht duschen, die Markierungen dürfen nicht abgehen." Nicht duschen?! Es war ein warmer Sommer und Schwitzen vorprogrammiert. Um nicht mit meinem Geruch aufzufallen, war der Waschlappen in den nächsten sechs Wochen mein bester Freund. Tagtäglich hieß es nun: Fahrt zur Radiologie – Begrüßung – Oberkörper freimachen – hinlegen – richtige Position finden – nicht bewegen – das Bestrahlungsgerät mehrfach über sich hinwegfahren lassen – anziehen – Verabschiedung. Aber die Zeit verging wie im Fluge und ich habe sie ohne Nebenwirkungen überstanden. Ich freue mich nun auf die nächsten Sommer ohne Körperbemalung und mit echter Sonne.

Power-Antihormon-Pillen

ANNE, bei Diagnose 40 Jahre

Liebt ihr sie auch, diese kleinen, leckeren, runden Schokolinsen, die man oder frau ganz gern in sich hineinschaufelt? In die Hand, in den Mund, in den Bauch… und dann weiter direkt auf die Hüfte. Jedenfalls bei mir. Das Ergebnis: Die Hosen werden immer enger, die Shirts laufen ein. Hmm… Ganz ähnlich ist der Effekt irgendwie mit diesen harmlos aussehenden und unscheinbar weißen Tabletten. Hormontabletten – hui, da sind doch keine Kalorien drin? Und trotzdem, nach rund zwei Jahren täglicher Einnahme muss ich feststellen, dass die Waage immer mehr anzeigt. Mistkiste! Während der Chemo hatte ich noch so leicht abgenommen. Vor meiner Krankheit hatte ich regelmäßig einmal im Jahr eine Entschlackungskur gemacht, vier Wochen lang, fünf bis sechs Kilo runter. Das wollte ich im Sommer vor unserem Urlaub im Süden wieder tun. Gesagt, getan, gehungert… Aber Pustekuchen, nur anderthalb Kilo hat es gebracht und viel Frustration. Getröstet hat mich meine in der Krankheit so wichtig und vertraut gewordene Frauenärztin: „Mit diesen ganzen Hormonen, die Sie nehmen, ist es fast unmöglich abzunehmen.“ Denn abgesehen von den leckeren Tabletten gibt es auch noch alle 28 Tage eine ganz wundervolle Depotspritze in den Bauch: „Wenn Sie unter 80 Kilo bleiben, können Sie stolz auf sich sein." Puh, das tat gut zu hören! Noch schaffe ich das. Demnächst bekomme ich endlich die letzte Spritze, dann sind zwei Jahre herum und Weihnachten fängt für mich an. Im neuen Jahr werde ich das Abnehmen noch einmal versuchen, dann nur noch mit halbem Hormonballast. Das schaffe ich auch. Und wenn nicht, liegt die Schuld daran vielleicht doch an den leckeren Schokolinsen...

Antihormone – warum?

Die Antihormontherapie blockiert die Bildung oder Wirkung von Östrogenen, wodurch das Wachstum hormonempfindlicher Tumorzellen verhindert wird. Das Rückfallrisiko wird deutlich gesenkt. Die Therapie wird zumeist für fünf bis zehn Jahre empfohlen. Gängige Medikamente vor den Wechseljahren sind Tamoxifen als tägliche Tablette oder Fulvestrant als monatliche Spritze. Nach der Menopause werden sogenannte Aromatasehemmer, beispielsweise Letrozol, eingesetzt. Mögliche Nebenwirkungssymptome ähnlich der Wechseljahre wie Hitzewallungen und Schlafstörungen können durch Bewegung und Entspannung deutlich verbessert werden. Mehr Informationen unter www.krebsinformationsdienst.de

Folgewirkungen durch Östrogen-Entzug

Östrogene sind für den Knochenstoffwechsel wichtig. Werden sie ausgebremst, steigt das Risiko für Osteoporose. Deshalb: Zu Beginn der Antihormon-Therapie und dann jährlich bis zweijährlich die Knochendichte messen lassen. Ein Orthopäde oder Radiologe misst per Röntgenuntersuchung den Mineralsalzgehalt im Oberschenkelhals oder Lendenwirbel. Wird der Normwert unterschritten, kann durch Bisphosphonate gegengesteuert werden.

In der Vergangenheit wurden auch Schädigungen der Augen durch Tamoxifen vermutet. Aufgrund der zwischenzeitlich sehr niedrigen Dosierung ist Studien zufolge kein erhöhtes Risiko gegeben. Wem jedoch Beschwerden beim Sehen auffallen, der sollte jährlich bis zweijährlich einen Augenarzt aufsuchen und auf die Antihormon-Einnahme hinweisen.

---------- *Sprotten-Power-Impuls* ----------

Die tägliche Tabletteneinnahme kann man schon mal vergessen und im Tagesverlauf schießt es einem dann in den Kopf: „Habe ich oder habe ich nicht?“ Deutlich besser funktioniert´s, wenn man die Pillen mit einem Geschmackserlebnis verbindet – besonders scharf oder besonders sauer bleibt im Gehirn perfekt haften. Probiere es mal mit einem köstlichen Ingwer-Shot, dafür 100 g frischen Ingwer pürieren, mit Saft von 4 Orangen, 1 TL Kurkuma und 1 Prise Pfeffer verrühren – mega-gesund und nach Eingewöhnung superlecker!! Alternativ-Tipp: Die Tabletten einfach zur Zahnbürste in den Zahnputzbecher stecken. Ob Du das Standard-Antihormon Tamoxifen morgens oder abends einnimmst, ist übrigens egal. Wenn ergänzend andere Tabletten eingenommen werden, besser mit dem Arzt abstimmen, da sich Wechselwirkungen ergeben können.

TAMARA, bei Diagnose 44 Jahre

Heute ist er da. Der Tag, an dem ich nach Chemo und Operationen mit der Antihormontherapie beginne. Wenn ich ehrlich bin, traue ich mich gar nicht so recht, diese kleine weiße Tablette zu schlucken, von der ich schon sooooo viel gehört habe. Viel Gutes und viel nicht so Gutes. Manche merken nach der täglichen Einnahme gar nichts, anderen setzen Hitzewallungen und Gelenkschmerzen richtig übel zu. Wie die kleine Pille wohl bei mir wirken wird? Es wird ein langes Experiment – schließlich sind mir zehn Jahre auf Bewährung verordnet. Meine bisherige Therapie hat mich körperlich durchaus herausgefordert. Nun gewöhne ich mich daran, dass mein Körper durch die Antihormone über Nacht um Jahre gealtert ist. Nach längerem Sitzen bleibe ich erstmal unauffällig am Stuhl stehen und warte, bis meine Hüfte bewegungsbereit ist. Wenn mich dann Menschen mit Rollator überholen, ist das schon frustrierend. Gott sei Dank gibt es Abhilfe in Form zusätzlicher Tabletten, die sehr streng eingenommen werden müssen. Ein Erfolg zeigt sich nach ein paar Wochen – meiner steht wohl noch aus... Aber den Kopf in den Sand zu stecken, ist für mich keine Option. Denn die Pillen sind meine Lebensversicherung. Sie machen mir Mut und geben mir Hoffnung, indem sie das Türschloss für mögliche Krebszellen verlässlich verschließen. Ich kann das Leben genießen wie jede andere auch. Meistens jedenfalls... cheers!

Ahnengalerie-Gentest

MYRIAM, bei Diagnose, 45 Jahre

Sind Sie Zwillinge? Diese Frage wurde mir gleich zweimal gestellt, als ich vier Wochen nach meiner Schwester ebenfalls die Diagnose Brustkrebs erhielt. Nee, sind wir nicht. Dennoch war es schon seltsam, fast zeitgleich zu erkranken. Unsere Großmutter hatte Krebs, es könnte also durchaus so ein „Familiendingens" sein. Den Flyer für die Tumorrisikosprechstunde bekam ich somit unmittelbar nach der Biopsie in die Hand gedrückt. Blöder Zeitpunkt. Sehr blöder Zeitpunkt. Schließlich befand ich mich noch in einer Schockstarre. Sollte ich mir etwa jetzt schon Sorgen um meine mögliche, noch nicht einmal gezeugte Enkeltochter machen? Ich habe doch einen Sohn. Da ist es völlig wurscht, ob ich einen Gendefekt habe! Er ist ja bereits da. Der Krebs. Zwei Operationen und achtundzwanzig Bestrahlungen später fragte ich meine Frauenärztin beim ersten Nachsorgetermin, wie hoch denn mein Wiedererkrankungsrisiko wäre. Und da war er wieder. Der Flyer. Und diesmal wollte ich eine Antwort – für mich. Beim Aufschreiben des Familienstammbaums stockte mir der Atem. Nicht nur meine Großmutter, auch ihr Bruder, ihre Schwester und meine Urgroßeltern: Alle waren an Krebs gestorben. Puh, also tatsächlich so ein „Familiendingens"? Nachdem man mich über mein „Recht auf Nichtwissen" aufgeklärt hatte (was es alles gibt?!), wollte ich endlich Klarheit. Im Grunde war ich mir sicher, dass sie etwas finden würden. Und? Volltreffer. Wenn, dann richtig! Nun denn, es ist gut so, wie es ist. Jetzt kenne ich den Verursacher wenigstens beim Namen. Ist er mein Feind? Nein, immerhin hat das komplexe Gen fünfundvierzig Jahre alles ziemlich gut hinbekommen und nur wegen dieser „kleinen" Fehlsteuerung kann ich ihm nicht wirklich böse sein. Und wer weiß? Vielleicht geht ja die nächsten fünfundvierzig Jahre wieder alles gut?

Spielt Vererbung eine Rolle?

Treten in einer Familie gehäuft Krebserkrankungen auf oder erkranken Familienmitglieder sehr jung, kann dies ein Hinweis auf eine Genmutation sein. Die bekanntesten Gene sind BRCA1 und BRCA2, benannt nach BReastCAncer. Ein Gentest trägt zur Klärung bei. Dieser kann durchgeführt werden, wenn typische Kriterien erfüllt sind (beispielsweise drei Frauen einer Familie mit Brustkrebs oder mindestens zwei Frauen einer Familie, davon eine vor dem 51. Geburtstag oder mindestens eine Frau mit Brustkrebs vor dem 36. Geburtstag – weitere Kriterien vgl. https://www.konsortium-familiaerer-brustkrebs.de). Vor dem Gentest erfolgt eine humangenetische Beratung. Gute Hilfestellung finden Frauen aus Risikofamilien beim BRCA-Netzwerk e.V. unter www.brca-netzwerk.de sowie bei der Deutschen Krebshilfe: „Die blauen Ratgeber: Familiärer Brust- und Eierstockkrebs".

YVONNE, bei Diagnose 38 Jahre

In welchem Jahr wurden noch meine Großeltern geboren? Nach dem Ausfüllen meines Stammbaums und einer Blutabnahme lag wenige Wochen später das Ergebnis meines Gentests fest. „Will ich es überhaupt wissen?“, schoss es mir durch den Kopf. „Was ist, wenn es positiv ist?“ und „Ich habe doch Kinder, gebe ich die Erkrankung weiter?“ Lange traute ich mich nicht, das Ergebnis zu erfahren. Auch meine Mutter ist sehr jung an Brustkrebs erkrankt und leider daran verstorben. Eine genetische Vererbung liegt somit nahe. Sorgenvoll trieb mich vor allem die Frage um, ob meine Kinder böse auf mich sein würden, wenn sie die Mutation auch haben. Ob ich böse auf meine Mutter sei, weil sie mir ihre Gene vererbt hat, wollte die Ärztin daraufhin von mir wissen. Ohne eine Sekunde zu zögern verneinte ich und sie machte mir klar, dass niemand etwas für seine Gene kann. Manche hätten lange Nasen, manche krumme Beine und ich halt eine genetische Mutation. Keiner könne vor seinen Genen weglaufen und ich solle stolz auf mein nettes Wesen, mein Aussehen und meine sportliche Figur sein. Dieses Gespräch mit der Ärztin ermutigte mich sehr und nach Verkündung meiner positiven Mutation machte es mich stärker, dagegen anzukämpfen. Ich ließ mir prophylaktisch die Eierstöcke entfernen und beide Brüste durch Silikon ersetzen. Mehr kann ich nicht tun. Nachdem meine Schwester glücklicherweise eine negative Testung hatte und deshalb ihre Kinder ebenfalls nicht betroffen sind, bete ich jetzt für meine Kinder. Egal wie irgendwann das Ergebnis ausfallen wird, ich bin für sie da!

----------♥*Sprotten-Power-Impuls* ----------

Je früher Brustkrebs entdeckt wird, desto besser sind die Heilungschancen. Erblich vorbelastete Risikopatienten erhalten spezielle Brustkrebsfrüherkennungsprogramme und ausführliche Beratung. Die Entscheidung für oder gegen einen Gentest ist eine ganz persönliche, die gründlich durchdacht sein sollte. Lass Dir Zeit. Das Ergebnis kann sehr befreiend sein, aber im ungünstigen Fall auch stark belastend. Zweifellos schafft das Wissen Klarheit und damit die Möglichkeit, aktiv etwas zu tun à la Angelina Jolie, deren prophylaktische Brustdrüsenamputation und Eierstockentfernung BRCA salonfähig gemacht hat.

Sabbatjahr und Rehabilitation

Direkt zur Kur?

Die sogenannte Anschlussheilbehandlung (AHB) schließt direkt an die Akut-Therapie an. Sie dauert in der Regel drei Wochen, kann bei entsprechender Indikation aber auch verlängert werden. Du kannst eine Wunschklinik benennen und solltest Dir vorab überlegen, ob Du Dich in einer spezialisierten Krebsklinik wohler fühlst oder lieber mit ganz unterschiedlichen Patienten zusammentreffen möchtest. Die Anschlussheilbehandlung ist eine gute Möglichkeit, direkt nach der Akut-Therapie Kraft zu schöpfen und der Seele Auftrieb zu geben. Eine große Auswahl findest Du unter www.rehakliniken.de

Wenn Du Kinder unter 12 Jahren hast, kannst Du für die Dauer Deiner Kur eine Haushaltshilfe beantragen. Zudem gibt es spezielle Mutter-Kind-Kuren, zum Beispiel „Zusammen stark werden" über die Rexrodt von Fircks Stiftung. Mehr Infos unter www.rvfs.de

----------♥ *Sprotten-Power-Impuls* ----------

Den Antrag für Deine Anschlussheilbehandlung solltest Du schnell stellen, denn sie muss innerhalb von 14 Tagen nach Abschluss der Akutbehandlung (Operation, Chemo, Bestrahlung) angetreten werden. Ausnahmsweise wird die Frist auf vier Wochen verlängert.

Sprich den Sozialdienst in der Klinik darauf an – er wird Dir helfen, den richtigen Antrag bei der Deutschen Rentenversicherung zu stellen.

PETRA, bei Diagnose 55 Jahre

Meine letzte Kur liegt 50 Jahre zurück. Damals war ich sechs Jahre alt und sollte wegen Untergewicht aufgepäppelt werden. Diesmal braucht meine brustkrebsbelastete Seele Stabilisierung und freut sich auf den Wunschklinikaufenthalt an der Westküste. Für freie Wochenenden habe ich mein E-Bike dabei und mache mich trotz Orkanwarnung gleich am ersten Februarwochenende auf den Weg. Dem Wind von vorne trotzend will ich per Regionalbahn nach Tönning fahren und von dort mit ordentlich Rückenwind zurück nach St. Peter-Ording radeln. Geplant, getan! Also ab zum Bahnhof, Ticket ziehen, Fahrrad einladen und die Bahnfahrt genießen. Unter kritischer Beobachtung meiner Mitreisenden versuche ich wenig später verzweifelt, einen 10 Euroschein auf jede nur erdenkliche Weise in den Schlitz des Ticketautomaten zu stecken – vergeblich. Der Zug rollt heran und ich muss hektisch entscheiden, ob ich ohne Zugticket einsteige und auf das Wohlwollen des Schaffners hoffe oder bei leichtem Nieselregen und 8° Celsius eine Stunde auf den nächsten Zug warte. Schnell hebe ich mein Rad in den Wagon – nicht ahnend, dass mir mein Gewissen für diese „Tat" die nächste Viertelstunde zusetzen und mir beständig das Szenario vor Augen führen wird, wie mich der Schaffner öffentlich bloßstellt und mir ein deftiges Bußgeld aufbrummt. Draußen klatscht der Regen gegen die Scheibe und als ich meine, an den vorbeiziehenden Gräsern die falsche Windrichtung zu erkennen, drücke ich kurzentschlossen den Halteknopf und steige erleichtert aus. Spontan wähle ich Friedrichsstadt als neues Ziel. Der Wind hat erheblich aufgefrischt und selbst mit höchster Unterstützungsstufe meines E-Bikes komme ich nur mühsam voran. Die bis dato medikamentös bedingt eher trockenen Schleimhäute geben seit langer Zeit mal wieder ihr Bestes, so dass ich mir ständig die Nase putzen muss – keine einfache Angelegenheit mit Fausthandschuhen, Wind von vorn und Dauerregen. Als ich nach anderthalb Stunden abgestrampelt ankomme, belohne ich mich für das Durchhalten mit einem leckeren Becher Kakao. Beim Checken der Wetter App stelle ich erfreut fest, dass es aufklaren soll. Gut gelaunt mache ich mich mit Sonne und Wind im Rücken auf den Weg nach Husum und habe am Bahnhof hinreichend Zeit, mich dem Fahrkartenautomaten zu widmen, der zu meiner Überraschung völlig problemlos ec-Karten akzeptiert.

Rehabilitation für wen?

Innerhalb der ersten zwei Jahre kannst Du nach 12 und nach 24 Monaten eine erneute onkologische Rehabilitation erhalten, wenn die medizinischen Voraussetzungen bestehen. Einen Antrag solltest Du drei Monate vor Ablauf der Frist stellen – also 9 Monate bzw. 21 Monate nach Ende Deiner Erstbehandlung. Manchmal werden Reha-Anträge abgelehnt. Dann lohnt es sich, innerhalb von vier Wochen schriftlich Widerspruch beim Kostenträger einzulegen. Musterschreiben findest Du auf der Internetseite Deiner Wunsch-Rehaklinik.

KATHRIN, bei Diagnose 44 Jahre

Die eine oder andere Ehe soll schon am Kurschatten zerbrochen sein. Selbst eine Freundin hat in der Reha ihren neuen Partner kennengelernt. Könnte ich als Single vielleicht auch eine nette Bekanntschaft machen? Die Vorstellung war schon verlockend. Nach Chemotherapie, OP und Strahlentherapie habe ich mich sehr auf diese Auszeit gefreut: Zeit für mich! Diese hatte ich mir in meinem bisherigen Leben nicht so oft gegönnt. Zu viel hatte ich gearbeitet, mich um meine Familie und Freunde gekümmert und mich hintenangestellt. Dies sollte sich ändern, nun ging es um mich! Ich durfte in meine Wunschklinik nach St. Peter-Ording reisen, Auftakt für eine gute sowie schöne Zeit. Als bekennender Langschläfer hätte mir 11 statt 7 Uhr besser für sportliche Aktivitäten oder Vorträge gepasst, aber ich wollte ja auch wieder das Leben spüren und mich bewegen. Aquafitness und Nordic Walking haben mir richtig viel Freude bereitet. Und das gemeinsame wöchentliche Singen gab mir behagliche Wärme. Ich spürte, wie mein Herz aufging – ein so schönes Gefühl, welches ich lange nicht mehr erlebt hatte. Auch konnte ich Neues wie Qi Gong und Zumba ausprobieren. Meine freie Zeit habe ich oft am Strand verbracht. Ich liebte es, den Wind zu spüren, das Meer zu riechen, mit meinen Füßen ins Wasser zu tauchen – einfach das Leben zu genießen! Vom ersten bis zum letzten Tag bin ich auf freundliche und positive Menschen gestoßen, die mir die Zeit versüßt haben. Mein Kurschatten war noch nicht dabei, aber es gibt ja bei der nächsten Reha noch eine Chance.

STEPHIE, bei Diagnose 30 Jahre

Das Thema Sabbatjahr war schon häufig in der Mitarbeiterversammlung angeschnitten worden. Die Geschäftsleitung hatte sich immer vehement dagegen gewehrt und alles, was in diese Richtung ging, wurde sofort im Keim erstickt. Wie das wohl wäre? Ein Jahr nicht zur Arbeit gehen zu müssen? Niiiiemals würde ich das machen! Ich bin eine pflichtbewusste, loyale Mitarbeiterin und hätte außerdem viel zu viel Angst, ersetzt zu werden. Doch schon bald sollte ich erfahren, wie es ist – ganz ohne Antragstellung und ohne leidliche Diskussion mit meinem Chef. Mitten im Sommer saß ich beim Arzt, erhielt die zermürbende Diagnose und stand völlig neben mir. Die freundliche Arzthelferin nahm meine

Hand und eröffnete mir, dass Sie mich nun erstmal krankschreiben würde. „Wie lange? Zwei Wochen?“, fragte ich sie. Freundlich lächelte sie mir zu: „Ich mache erstmal vier Wochen, aber ich möchte Ihnen gleich die Illusion rauben. Es werden noch weitere Wochen werden.“ Vier Wochen? Ist die Frau verrückt? Wie soll das gehen? Ich muss doch arbeiten! NEIN! Gesundwerden musst Du, das ist alles, was zählt und dauert nun mal seine Zeit. Die ersten Wochen fühlten sich an wie Urlaub. Ich genoss die freie Zeit und das gute Wetter. Zwischen den Arztterminen unternahm ich nur Dinge, die mir Spaß machen. Ich versuchte, das Leben einfach in vollen Zügen zu genießen, ganz nach dem Motto: Lebe jeden Tag so, als wäre es Dein letzter. Die Arbeit rückte immer weiter in den Hintergrund und ich schaffte es, zeitweise sogar überhaupt nicht mehr daran zu denken. Nachdem alles erledigt und die OP überstanden war, erhielt ich die Nachricht, dass eine zusätzliche Chemotherapie empfohlen wird. Drei Monate war ich bei Chemo-Start schon in meinem nicht ganz freiwilligem Sabbatjahr. Wenn ich die Praxis betrat, um meine Krankschreibung abzuholen, fragte man mich scherzhaft: „Zwei Wochen?“ Meine Antwort war dann immer: „Nur zwei Wochen? Mach mindestens vier draus!“

---------- ❤ *Sprotten-Power-Impuls* ----------

Als Krebskranke kannst Du einen Schwerbehindertenausweis beantragen. Je nach Grad Deiner Beeinträchtigung erhältst Du auf Basis Deiner Befundunterlagen einen Behinderungsgrad. Ab 50 Prozent stehen Dir mehr Urlaubstage zu, Du kannst Dich von Überstunden befreien lassen und genießt erhöhten Kündigungsschutz. Zudem gibt es Steuerermäßigungen und Preisnachlässe für Bus und Bahn. Theater und Museen bieten auch oft ermäßigten Eintritt, einfach erfragen. Freies Parken ist mit dem Ausweis nicht verbunden bzw. nur mit dem Merkzeichen aG = außergewöhnlich gehbehindert. Der Ausweis wird vom Landesamt für soziale Dienste in der Regel für längstens fünf Jahre ausgestellt. Das Formular findest Du im

Internet, alternativ hilft Dir die Sozialberatung des Sozialverbands Deutschland.

----------------------- ----------------------

SANDRA, bei Diagnose 40 Jahre

Meine Welt stand Kopf und ich brauchte dringend etwas Normalität. Daher ging ich an „guten Tagen“ zur Arbeit. Meist ließ ich mich nur für eine Woche krankschreiben und entschied dann, ob ich es ins Büro schaffen würde oder Nachschlag bräuchte. Meine Krankenkasse war mit dem „Zwischendurch-Arbeiten“ hoffnungslos überfordert und nicht in der Lage, das Datum des Krankengeld-Beginns richtig zu errechnen. Meine Kollegin aus der Lohnabteilung wies die Kasse sogar auf den Zeitpunkt hin, doch sie erhielt die Rückmeldung, es sei noch nicht soweit und so bekam ich weiterhin mein normales Gehalt. Einige Zeit später kam die Mitteilung der Kasse, dass sie nach erneuter Prüfung doch das gleiche Datum wie meine Kollegin errechnet hatten und ich schon lange in der Krankengeldphase sei. Nicht deren Ernst, oder? Leider doch. Das zu viel gezahlte Gehalt musste ich meinem Arbeitgeber zurückzahlen. Währenddessen wartete ich auf die erste Krankengeldzahlung. Nach fast drei Monaten wurde endlich Geld von der Krankenkasse überwiesen und zeitgleich kam per Post – vielleicht doch etwas spät – ein allgemeines Informationsschreiben zu Krankmeldungen und Krankengeld. Der Betrag konnte nicht passen, war deutlich zu gering! Prompt griff ich zum Hörer und kämpfte mich durch die Bandansage meines Versicherers: „Drücken Sie die 1..., drücken Sie die 2..., bitte haben Sie einen Moment Geduld, der nächste freie Mitarbeiter...“ Ich konnte es nicht mehr hören! Dann endlich ein Mensch, der mit mir sprach. Die Freude währte nur kurz. Er teilte mir mit, dass einige meiner Krankmeldungen nicht korrekt ausgestellt worden waren und deshalb das Krankengeld gekürzt wurde. Ich war stinksauer! Hätte man mich nicht informieren können? Außerdem waren diese „falschen“ Krankmeldungen aus der Zeit vor dem Infoschreiben. Ich fand das alles ungerecht! Hatte ich nicht schon genug Probleme? Dieser Mist setzte meiner Situation echt noch die Krone auf. Viele Telefongespräche und Widersprüche meinerseits später erhielt ich schließlich die Nachzahlungen. Mein Einsatz hatte sich also gelohnt, aber es war eine unnötige Belastung und mit „Chemo-Brain“ schwer zu wuppen. Nach dem ersten Erfolg musste immer derselbe Mitarbeiter bei der Krankenkasse herhalten – ich hatte seine Durchwahl und seinen Namen. Ein Segen für mich, Pech für ihn! Nach überstandener Therapie habe ich die Krankenkasse gewechselt – und ich weiß nicht, wer sich mehr darüber gefreut hat.

----------♥*Sprotten-Power-Impuls* ----------

Es ist sinnvoll, sich während und nach Telefonaten mit Krankenkassen oder Ämtern Gesprächsprotokolle anzufertigen. Zur Orientierung helfen die fünf W´s: Wann? Mit Wem? Welche Telefonnummer? Worüber gesprochen? Was habe ich zu tun? Alle Notizen gut und lange aufbewahren.

ESTHER, bei Diagnose 44 Jahre

„Wenn Sie dann Bestrahlung erhalten, wollen Sie aber sicher nicht arbeiten, oder?“ Fast bekomme ich ein schlechtes Gewissen und murmele ein zartes „Doch“. „Das machen nur die Selbstständigen“, klärt mich meine Frauenärztin auf, „alle anderen nehmen sich erstmal eine Auszeit.“ Hmmm... Ich arbeite gerne und nach meiner doppelseitigen OP war es mir wichtig, schnell wieder Normalität zu haben. Auf meine Frage, ob ich zeitnah wieder ins Büro könne, sagte mein behandelnder Professor: „Wenn es Ihnen guttut, sehr bald, wenn nicht, lassen Sie sich Zeit.“ Es tut mir gut und nach 10 Tagen bin ich zurück im Job und freue mich über den zwischenzeitlich vermissten Alltag. Nun also Bestrahlung, 28 Sessions. Ich lege den täglichen Termin in die Mittagspause und radle fortan jeden Tag in die Klinik. Zwanzig Minuten hin, fünf Minuten auf die Bestrahlungsbank, zwanzig Minuten zurück. Davor und danach arbeite ich und fühle mich großartig. Statt trüber Gedanken habe ich meine herausfordernden Aufgaben und für Müdigkeit bleibt keine Zeit. Das Lachen mit meinen Kollegen ist die beste Medizin. „Aber nach Ihrer nächsten OP schreibe ich Sie erstmal krank", sagt meine Frauenärztin bestimmt. Hmmm... eigentlich wollten mein lieber Mann und ich in den Urlaub. Soll ich den nun absagen? „Tun Sie, was Ihnen guttut", sagt mein behandelnder Professor und mein Mann und ich starten direkt am Tag nach meiner Entlassung nach Frankreich und verleben einen wunderschönen Sommer. Zugleich mein Reha-Ersatz. Im Austausch mit anderen Betroffenen ernte ich für mein Nicht-Krankschreiben-Lassen so manches Kopfschütteln. „Nimm Dir doch erstmal Zeit für Dich", bekomme ich als Ratschlag. Genau das tue ich. Wenn mir eines durch die Erkrankung bewusst geworden ist, dann die Tatsache, wie zufrieden ich bin. Selbst wenn ich im Lotto gewänne, möchte ich nicht auf meinen reichen Alltag verzichten. Meinem Professor bin ich unendlich dankbar für seine Bestärkung und ermuntere jede Betroffene gleichermaßen: „Tu, was sich für DICH gut anfühlt und DICH glücklich macht!"

----------❤*Sprotten-Power-Impuls* ----------

Egal, was kommt - versuche immer Deinem Tag Struktur zu geben! Mit Kindern und Hunden ist es sicherlich etwas leichter, da sie ihre Bedürfnisse einfordern. Aber auch alleine sollte immer gelten: aufstehen, duschen, essen, Pausen gönnen, Haushalt managen. Natürlich alles nur, soweit möglich!

Seelenpflege

Hilfe für die schwerste Zeit des Lebens

„Wir haben uns oft nicht verstanden gefühlt", war die Motivation der drei BrustkrebsSprotten-Gründerinnen Angie, Betti und Nina fürs Initiieren der jungen Selbsthilfegruppe. „Wir hatten das Bedürfnis, zu helfen und einen Raum zu schaffen für altersgleiche Frauen, denen es so geht wie uns und die dieselben Fragen haben: Wie erkläre ich die Krankheit meinen Kindern? Will und kann ich nochmal schwanger werden? Wie geht es beruflich weiter?" Unter dem Motto Zuhören, Austauschen und Begleiten finden die monatlichen Selbsthilfe-Treffen statt. Dabei stellt sich jede Teilnehmerin kurz vor und benennt Fragen, die sie aktuell besonders beschäftigen. Der Erfahrungsschatz der anderen Teilnehmerinnen gibt die Antworten. Es gibt kein besseres Netzwerk als einen Haufen selbstbetroffener Frauen, die sich ohne Tabus austauschen und gemeinsam lachen.

Mehr über uns erfährst Du auf www.brustkrebssprotten.de

ESTHER, bei Diagnose 44 Jahre

Eine Selbsthilfegruppe? Ich? Niemals! Frustrierte Frauen, die sich gegenseitig ihr Leid klagen. Nein, danke! Doch dann las ich etwas von Spinning, Zumba und Muddy Angel Run und wurde neugierig... Und erlebte eine echte Überraschung. Fröhliches Lachen klingt mir beim ersten Treffen entgegen. Es wird angeregt geplaudert und wären da nicht die farbenfrohen Kopfbedeckungen, erinnerte es an einen tollen Freundinnen-Abend. Sofort fühle ich mich wohl, aufgefangen in einer Gruppe Gleichgesinnter. Reihum stellen wir uns vor, jede drei Minuten. Wir erzählen von unserer Diagnose, der Therapie und dem, was uns gerade bewegt. Alle lauschen angeregt, werfen aufmunternde Blicke, fragen interessiert nach und geben Tipps. Bei manchen kullern die Tränen, überwältigt von der eigenen Situation oder auch aus Mitgefühl. Noch enger rücken wir zusammen, tragen unsere gemeinsamen Schicksale und geben uns Kraft. Am Ende erzählt jede von einem Glücksmoment des Tages und es kommen viele schöne Erlebnisse zusammen: die Yogastunde am Morgen, der Anruf einer lieben Freundin, die weltbeste Nachbarin, die während der Chemo die Kinder hütet, ein Waldspaziergang mit dem Hund, Frühlingsgezwitscher, die Kaffeepause mit der Kollegin und... dass wir heute zusammen sind. Nun habe auch ich Tränen in den Augen, weil mir bewusst wird, wie geborgen ich mich fühle.

----------♥ *Sprotten-Power-Impuls* ----------

Selbsthilfegruppen sind wie Tupperpartys: bunter Erfahrungsaustausch mit Gleichgesinnten und tolle Tipps zum Ausprobieren. Man kann ALLES besprechen, auch das, was man seinen Liebsten nicht zumuten möchte. Und wenn die Tränen mal kullern, gibt's Trost und Rückhalt aus der Runde. Bei den BrustkrebsSprotten werden immer auch schöne Erlebnisse berichtet. Unter der Kategorie: Was mich heute glücklich gemacht hat, fällt oft die Äußerung: „Dass ich heute hier bin und es Euch gibt!"

----------------------☙❧----------------------

PEGGY, bei Diagnose 41 Jahre

„OnkoSprotte" steht auf meinem knallpinken Shirt. Damit bin ich nicht zu übersehen, wenn ich gleich über die Station des Uniklinikums wandere, um neuerkrankten Frauen meine Hilfe anzubieten. Ich weiß, wie sie sich fühlen. Ganz sicher hat der Krebs sie genauso unvermittelt getroffen wie mich vor einigen Jahren. Sie haben die gleichen Fragen, Ängste und Unsicherheiten. Schnell komme ich mit ihnen ins Gespräch, wenn ich berichte, dass ich dasselbe durchgemacht habe.

Es ist mein Herzensprojekt. Es ist mir wichtig, mich einzubringen, meine Erfahrung zu teilen und dadurch ganz viel Mut zu geben in diesem bodenlosen Moment der Diagnose, in dem alles auf einen einstürzt und man nur noch überfordert ist. Um richtig gut „lotsen" zu können, habe ich mich speziell ausbilden lassen, insbesondere in den Fachbereichen Psychoonkologie und Pädagogik. Früher habe ich im Handwerk gearbeitet, aber durch meine eigene Erkrankung ist es für mich bedeutungsvoller geworden, etwas richtig Sinnerfüllendes zu tun, für andere Frauen da zu sein und ihnen Orientierung zu geben. Zumeist beantworte ich einfach Fragen und helfe dabei, im diffusen Therapie-Dschungel von Arztgesprächen, Operation, Chemotherapie und Bestrahlung den Überblick zu behalten. Und ich tröste die seelischen Wunden, die diese blöde Krankheit mit sich bringt. Manchmal schweige ich auch einfach gemeinsam mit den Frauen, halte sie fest. Ich spüre, wenn jemand lieber seine eigenen Gedanken und Gefühle sortieren möchte. Dann lasse ich meine Visitenkarte da und komme wieder, bis sich das Herz von ganz allein öffnet.

----------♥ *Sprotten-Power-Impuls* ----------

Die von unserem Verein BrustkrebsSprotten e.V. initiierte ehrenamtliche OnkoSprotten-Begleitung im Uniklinikum Schleswig-Holstein ist ein Vorreiter-Projekt, das bundesweit hoffentlich viele Nachahmer findet. Erkundige Dich unbedingt, welche Onkolotsen es gegebenenfalls in deiner Umgebung gibt.

----------------------❧----------------------

Was macht ein Onkolotse?

Onkolotsen zeigen onkologischen PatientInnen und Angehörigen den roten Faden im Wirrwarr der Behandlungs- und Versorgungsangebote auf. Sie geben sachliche Informationen und Hilfen bei allen im Verlauf der Erkrankung entstehenden Fragen. Sie haben keinen zwingenden medizinischen Hintergrund, aber einen reichen Erfahrungsschatz, vielfach durch Selbsterleben. Zudem haben sie einen praxisorientierten Kurs mit Zertifizierung absolviert. Onkolotsen sind Teil eines breiten Netzwerkes und vermitteln je nach Patientenbedarf zu Ansprechpartnern beim Sozialdienst, bei der Psychoonkologie sowie Physiotherapie oder Ernährungsberatung. Insbesondere aber stehen sie Dir als Zuhörer und Begleiter zur Seite. Mehr Informationen findest Du unter www.dein-onkolotse.de

SIMONE, bei Diagnose 43 Jahre

Der Satz will mir partout nicht über die Lippen. Ich habe immer alles allein gemanagt. Die Erziehung meiner drei Kinder, das Bestreiten unseres Lebensunterhalts und genauso selbstverständlich das Reparieren eines tropfenden Wasserhahns. Ich kann mir keine Schwäche erlauben. Ich MUSS funktionieren! Dabei fühle ich mich nach meiner Erkrankung wie ein Fisch, der bei Ebbe versäumt hat, mit dem Wasser mitzuschwimmen. Vertrocknet, erdrückt. Ich brauche Hilfe! Den Flyer hatte ich schon in einem der ersten Arztgespräche erhalten und gleich zur Seite gelegt. KLEE steht in großen Buchstaben drauf – Kinder lebensbedrohlich erkrankter Eltern. Passt nicht für mich, habe ich damals gedacht, ich werde ja wieder gesund. Aber jetzt bin ich an einem Punkt, an dem ich merke, dass meine Kinder in Not sind, weil ihre Mama immer weniger geregelt bekommt. Ich überwinde meine Scheu und rufe dort an und erlebe das Beste, was passieren kann. Meine Jüngste bekommt eine Ersatzomi als Patin, die sich während meiner Akuttherapie liebevoll um sie kümmert. Die beiden gehen spazieren, ins Kino, kochen zusammen. KLEE ermöglicht zudem therapeutisches Malen und Steinmetzen, man feiert Sommerfeste und pflanzt Kartoffeln, um sie im Herbst wieder gemeinsam zu ernten. Ein bisschen Normalität im stark belasteten Alltag. Julia kann endlich mal wieder Julia sein. Angespornt von der guten Erfahrung suche ich mir nun auch selbst Hilfe und werde im ZIP, dem Zentrum für integrative Psychiatrie fündig. Die Gespräche tun mir gut. Es geht um Selbstreflexion. Durch gezielte Fragen öffnen wir meine Gedanken, mein Fühlen und Handeln und tauchen auch in meine Vergangenheit ein. Endlich kann ich Belastendes fallenlassen. Und entgegen meiner ursprünglichen Sorge zeigt dabei niemand mit dem Finger auf mich. Ich fühle mich frei.

----------♥ *Sprotten-Power-Impuls* ----------

Psychoonkologen helfen Dir, Deine Schockdiagnose zu verarbeiten. Sie bringen Gleichgewicht in Dein seelisches Gefühlschaos und unterstützen Dich beim Überwinden Deiner Ängste. Ergänzend kann auch eine Psychotherapie sinnvoll sein. Mehr Informationen erhältst Du unter www.krebsinformationsdienst/leben/krankheitsbewaeltigung

----

Was ist Fatigue?

Krebsbedingte Fatigue ist eine starke und anhaltende körperliche oder emotionale Erschöpfung und Müdigkeit, die zu verringerter körperlicher Leistungsfähigkeit und verstärktem Erholungsbedürfnis führt. Die Entstehung kann viele Ursachen haben, die Belastung durch die Diagnose ebenso sehr wie die in Stoffwechselprozesse und hormonelle Regelkreise eingreifenden Therapien. Strategien zum Umgang mit Fatigue und zur Minimierung der Erschöpfung bieten kostenfreie Fatigue-Kurse der Krebsgesellschaften. Ebenso gibt es dort stärkende Entspannungs- und Achtsamkeitskurse sowie Auszeit-Seminare, auch für Angehörige. Dazu Kochkurse, Malkurse, Schreibkurse, Kosmetikseminare... Erkundige Dich direkt bei Deiner regionalen Krebsgesellschaft. Angebote für Schleswig-Holstein findest Du beispielsweise auf www.krebsgesellschaft-sh.de

Bewegung ist alles

ANDREA, bei Diagnose 50 Jahre

Ich muss wieder zum Sport! Mein ganzes Leben habe ich mich sportlich betätigt und jetzt hat mich die Chemo platt gemacht. Vor jeder Treppe überlege ich ernsthaft, ob ich da wirklich hoch muss. Oben angekommen – nach mindestens drei Stopps auf der Treppe – muss ich mich erstmal ausruhen. So kann das ja wohl nicht weitergehen, da muss was passieren! Also ganz schnell einen Platz in einer REHA Sportgruppe ergattert. Da wandere ich dann mit zehn Gleichgesinnten durch einen Raum, strecke die Arme bei jedem Schritt nach oben, nach vorne, zur Seite und kann nicht glauben, wie anstrengend das ist! Ich bewundere meine Mitstreiter, die während der Übungen auch noch fröhlich miteinander plappern können – da möchte ich auch hinkommen, das ist mein Ziel!! Habe ich gerade gesagt, die Arme nach oben? Jaha, auch den Arm auf der Seite der wiederaufgebauten Brust! Ich habe zwar das Gefühl, als ob meine Haut oder zumindest meine Nähte gleich reißen oder das Implantat gleich verrutschen wird, aber es kann ja nicht sein, dass ich eine schön konstruierte Brust habe, aber den Arm nicht mehr heben kann – also üben, üben, üben!

----------❤ *Sprotten-Power-Impuls* ----------

Bestimmt wird auch in Deiner Nähe Rehabilitationssport für Krebserkrankte angeboten. Auch wenn Du Dich gerade schwach fühlst, versuche daran teilzunehmen, denn die Übungen geben Dir Kraft und Selbstvertrauen. Außerdem fördert das gemeinsame Sporttreiben Kontakte zu anderen Betroffenen und macht zudem einfach Spaß. Mit einer ärztlichen Reha-Sport-Verordnung übernimmt die Krankenkasse die Kosten.

BOOSTER FÜR KÖRPER UND SEELE

MARTINA, bei Diagnose 48 Jahre

Bevor ich krank wurde, war ich sportlich einigermaßen gut unterwegs. Jede Woche Schwimmtraining. So richtig im Verein. Sogar an Wettkämpfen hatte ich teilgenommen. Meine körperliche Verfassung war also so ganz okay. Inzwischen hatte ich ein paar Operationen hinter mir, viele Medikamente in mir und die Chemotherapie noch vor mir. Ich hörte davon, dass das Krankenhaus Sport für Krebspatienten anbietet. Außerdem rieten sie zu regelmäßigen Spaziergängen. Sich zu bewegen sei enorm wichtig, damit man fit bliebe. Da meine körperliche Verfassung inzwischen nicht mehr ganz so gut war wie vor meiner Erkrankung, wollte ich dieses Angebot unbedingt annehmen. Nun ging ich also regelmäßig spazieren. Gefühlt so viel, wie noch nie zuvor in meinem Leben! Spazierengehen war bisher in meinen Augen etwas für alte Leute. Heute muss ich darüber lachen! Alte Leute – und ich mittendrin. Der Sportraum war so eine Art kleines Fitnessstudio. Damit wir Patienten uns sicher fühlen konnten, waren dort ständig ein Arzt und Sportstudenten vor Ort. Zusammen hatten wir einen Plan erstellt und nun war es an mir. Ich traute mich, mehr und mehr. Eine Chemotherapie ist kein leichtes Spiel. Durch die Teilnahme am Sport aber hatte ich das Gefühl, dass es mir körperlich viel besser ging. Obwohl mir der Sport ein ums andere Mal meine Grenzen aufzeigte, war mir zugleich bewusst, wie wertvoll die Tatsache war, DASS ich mich bewegen konnte! Ich tat etwas für meine Fitness und nebenbei lernte ich neue Leute kennen, zu denen noch heute Kontakt besteht. Dank des Sports und meiner inzwischen regelmäßigen und immer länger werdenden Spaziergänge kam ich ohne größere Schwierigkeiten durch meine Chemotherapie. Schwimmen bleibt mein liebstes Hobby, aber ein Spaziergang ist auch nicht zu verachten. Zieh die Decke weg, wenn Du Dich energielos fühlst und mach dich auf den Weg! Es lohnt sich!

ESTHER, bei Diagnose 44 Jahre

Ich liebe Bewegung. Laufen, Schwimmen, Radeln – wundervoll! Das Sportverbot aufgrund Komplikationen nach der Bestrahlung war somit Höchststrafe für mich. Meine morgendliche Walking-Runde bezeichnete ich frustriert als Senioren-Programm und fühlte mich schlagartig alt. Als ich dann ENDLICH wieder ins Wasser durfte, gab es kein Halten mehr. Klamotten aus und rein in den See. Völlig normal im Sommer, völlig verrückt am 5. Januar - aber fantastisch! Wenige Tage später war ich dann im Hallenbad, sprang ins tiefe Becken und los. Autsch! Ein fieser Schmerz durchzog meinen Brustmuskel. Vergeblich versuchte ich, meinen Arm zu strecken und mich irgendwie über Wasser zu halten und vorwärts zu kommen. Die 25 Meter erschienen endlos. Zu weit, ich wollte schon aufgeben. Das konnte nicht sein! Tausende von Metern war ich zuvor geschwommen. Und jetzt? Natürlich schaffe ich die Bahn!! Und dann noch eine und vielleicht noch eine? Ich streckte meinen von der Bestrahlung verkürzten Brustmuskel ganz bewusst und merkte, wie es mit jedem Zug besser ging. Noch eine Bahn und noch eine!! Völlig erledigt, aber überglücklich verließ ich das Wasser. Alles geht, wenn man nur wirklich will.

NINA, bei Diagnose 37 Jahre

Ja, ja... Sport ist so wichtig oder zumindest Bewegung oder reicht vielleicht auch der Gedanke an Sport? Vor meiner Diagnose hatte ich regelmäßig Step-Aerobic Stunden gegeben und das hatte mir immer richtig viel Spaß gemacht. Aber jetzt hatte ich eine Chemo vor mir... Die Brust-Schwester und der Sportmediziner bekräftigten, wie immens wichtig Bewegung sei. Angepasst an die Therapie kann sie Nebenwirkungen lindern. Ja, alles schön und gut, aber jetzt hatte ich doch die perfekte Ausrede, einfach gechillt auf dem Sofa zu bleiben, oder? Obwohl mir meine Kurse doch so viel Spaß bringen, lasse ich mir das jetzt nehmen? Nein, natürlich nicht! Die zaghaften Worte meiner Mutter motivierten mich dann noch mehr. Sie konnte zu Beginn meiner Diagnose noch nicht so gut mit meiner Offenheit umgehen und meinte, dass die Frauen durch meine Glatze ja die ganze Zeit mit dem Thema Krankheit konfrontiert wären. Und wieder ein dickes JA! So ist es, denn ich habe Krebs und trotzdem stehe ich beim Sport in der ersten Reihe, gebe meine Stunden mit Glatze und Mikro. Wer das nicht akzeptieren kann, bleibt eben weg oder lässt sich dadurch erst recht motivieren? Mich zumindest hat es motiviert. Es wurde zwar mit der Zeit immer anstrengender, aber ich war da. Ich habe es mir nicht nehmen lassen! Es tat einfach gut und hat den Kopf frei gemacht. Also, Hintern hoch! Versucht Motivationshelfer zu engagieren, tut Euch mit anderen zusammen und freut Euch über jede Kleinigkeit, die Ihr schafft. Und belohnt Euch mit etwas Schönem und genießt das wohlige Gefühl. Denn dabei sein ist alles, Hauptsache Ihr tut es!

SANDRA, bei Diagnose 40 Jahre

Mutig habe ich mich zum Muddy Angel Run angemeldet. Matsch-Engel-Lauf klingt nach viel Spaß, auch wenn ich noch keine Idee habe, wie ich die 5 km schaffen soll!! Direkt nach der Therapie ist meine Fitness auf dem Tiefpunkt. Doch das Credo der Brustkrebssprotten „Gemeinsam stark" motiviert. Laufend, gehend, kriechend – ganz egal, irgendwie kommen wir da schon durch. Wir wollen uns ja nicht sportlich profilieren, sondern den Parcours mit Spaß bewältigen und unter dem Motto „Brustkrebs kämpft dreckig – WIR auch!" mit mehreren tausend Frauen auf Brustkrebs aufmerksam machen. An einem Sonntag im August ist es soweit. Schon die Busfahrt nach Hamburg und das gemeinsame Frühstück sind grandios. Auf dem Eventgelände machen wir Fotos von uns in unseren noch pinkfarbenen, später schlammbraunen Renn-Outfits. Laute Musik klingt aus der Start-Arena und wir versuchen, den Warm-up-Übungen der engagierten Vorturnerin zu folgen. Schnell werde ich mir meiner sportlichen Defizite bewusst, lächle aber weiter, als wäre es ein Kinderspiel für mich. Dann plötzlich wird es ganz ruhig. In einer kurzen, aber sehr berührenden Ansprache verdeutlicht der Veranstalter, um was es hier eigentlich geht: den gemeinsamen Kampf für ein Leben mit Brustkrebs. Wut, Trauer, Angst, aber auch Stolz auf bereits Geleistetes durchströmen meinen Kopf im Schnelldurchlauf und ich kann meine Tränen nicht zurückhalten. Auch die Gesichter links und rechts schimmern feucht. Peng, der Startschuss! Gemächlich setzen wir uns in Bewegung und erreichen das erste Hindernis: ein Schlammbecken – nicht nur dreckig, sondern obendrein ziemlich kalt. Was soll´s, durch da! Klatschnass, dennoch fröhlich durchlaufen wir die hohen, engen, nassen und vor allem matschigen Stationen. Jedes Hindernis bezwingen wir gemeinsam und helfen einander selbstlos. Mal braucht es Zuspruch, um Ängste zu überwinden, mal wird eine Räuberleiter oder eine stützende Hand benötigt. Erschöpft erreichen wir das Ziel. Nass, dreckig und am Ende meiner Kräfte bin ich, aber auch glücklich und stolz, Teil einer so großartigen Gruppe zu sein. Im nächsten Jahr bin ich ganz sicher wieder dabei, wenn es heißt: „Einer für alle – alle gemeinsam gegen den Krebs".

ANNE, bei Diagnose 40 Jahre

Der „Lauf ins Leben" steht an. Welch ein wunderbarer Name für eine wunderbare Veranstaltung. Als Imperativ und somit als Aufforderung verstanden verbinden diese Worte alles Wesentliche für uns: „Lauf! Lauf ins Leben!" Wir alle sollen und wollen laufen, uns bewegen und aktiv sein und wir wollen natürlich leben! Der Sport kann uns dabei helfen, uns ein gesundes und bewegtes Leben zurückzuerobern. Gesagt, getan! An einem wunderschönen Abend im August trifft sich unser leuchtend pinker Haufen der BrustkrebsSprotten an der Kieler Förde, um von hier aus fünf Kilometer zu absolvieren, gehend oder joggend, rennend und durchgeschwitzt oder sogar mit einer kleinen kulinarischen Pause zwischendurch. Die Hauptsache ist, Du bist dabei! Wir, zusammen! Das Miteinander besteht auch darin, dass wir füreinander laufen: Bettina für Susi, Susi für Petra, Petra für Ulla... Mit einem knallpinken Erfrischungsgetränk stoßen wir im Ziel miteinander an: auf das Leben!! Dann wird es still. Im dämmrig werdenden Licht denken wir an die Menschen, die nicht mit uns laufen können. Wir schicken Licht und Liebe los und unsere mit Namen und liebevollen Wünschen beschrifteten Kerzenhalter aus Papier leuchten in den Himmel. Dieses Bild werde ich nie vergessen: die Förde, das schwindende Licht, die Kerzen, die Namen all der geliebten Menschen auf den Papiertüten, wir Frauen in pinken Shirts und all die Gefühle dazwischen.

Beerenstarke Ernährung

BETTI, bei Diagnose 31 Jahre

Als mittags eine Biopsie meiner rechten Brust entnommen wurde, ahnte ich bereits, dass es nicht gut sein würde. „Bösartig“, sagte die Radiologin und selbst ich mit meinem Laienauge erkannte, dass da etwas quer durch meine Brust wächst. Unter Schock informierte ich meine liebe Freundin Marie, die sofort zur Stelle war. Marie und ich kennen uns schon länger. Sie ist eine unglaublich liebenswerte, schlaue und smarte Frau. Als Marie also bei mir klingelte, wusste sie bereits alles über das Krankheitsbild und hatte auch schon einen Plan für mich aufgestellt. „Du isst ab sofort keinen Zucker mehr, keine Kohlenhydrate, nichts dergleichen.“ Sie lief durch meine Küche wie ein aufgescheuchtes Huhn und schmiss wirklich alles in den Müll, was Zucker enthielt. In den nächsten Wochen befasste ich mich intensiver mit dem Thema Ernährung. Im Netz und auch in Büchern finden sich tausende Meinungen und Empfehlungen, die aufgrund ihrer Verschiedenheit schon ziemlich verunsichern können. Zunächst konzentrierte ich mich darauf, Fertiggerichte zu meiden, um unnötigen und mir oftmals unbekannten Zusatzstoffen auszuweichen. Dafür habe ich strikt nach Plan eingekauft und viel selbst gekocht, vorgekocht und eingefroren. Ein Brötchenrezept (siehe Sprotten-Lieblingsrezepte), was ich in dieser Zeit perfektioniert habe, begleitet auch heute noch unsere Wochenenden und begeistert Freunde immer wieder aufs Neue. Verzichten möchte ich nicht – ich liebe Essen! Die Therapiezeit war deshalb schon sehr hart. Eine angegriffene Mundschleimhaut und Geschmacksstörungen brachten mich dazu, Kaffee, kohlensäurehaltige Getränke und würziges Essen auszusparen. Mittlerweile entscheide ich mich bewusst und achte darauf, mich abwechslungsreich mit viel Gemüse und Obst zu ernähren. Zudem habe ich mir Kochbücher gekauft, die auf den klassischen Haushaltszucker verzichten. Das ist sehr spannend, da sich der Geschmackssinn verändert. Selbst zuckerfreies Backen kann richtig gut schmecken – besonders meiner Freundin Marie.

Welche Ernährung bei Krebs?

Gute Ernährung kann Krebs nicht heilen. Aber gute Ernährung kann die Therapie unterstützen und das Wohlbefinden stärken. Und ist damit auch Balsam für die Seele. Ernährungsratgeber gibt es viele, hier die wichtigsten Praxistipps aus der Broschüre „Ernährung bei Krebs" der Deutschen Krebshilfe.

Der World Cancer Research Fund empfiehlt:

- Bleiben Sie so schlank wie möglich, und zwar bei normalem Körpergewicht.
- Bewegen Sie sich täglich körperlich.
- Essen Sie nur begrenzt energiereiche Lebensmittel; vermeiden Sie zuckerhaltige Getränke.
- Essen Sie überwiegend pflanzliche Lebensmittel.
- Essen Sie wenig rotes Fleisch; vermeiden Sie möglichst den Verzehr von verarbeitetem Fleisch.

- Trinken Sie wenig oder keinen Alkohol.
- Essen Sie wenig Salz.
- Achten Sie darauf, dass Sie keine verschimmelten Nahrungsmittel essen.
- Decken Sie Ihren Nährstoffbedarf ausschließlich durch Lebensmittel (nicht durch Nahrungsergänzungen wie Vitamintabletten).

Ausführliche Informationen zu diesem Thema findest Du auch in der Broschüre „Gesunden Appetit! – Vielseitig essen – Gesund leben“ der Deutschen Krebshilfe.

ESTHER, bei Diagnose 44 Jahre

„Du bist, was Du isst“, heißt es in Ernährungsberatern. Wenn das stimmt, wäre ich eine Lakritzschnecke oder ein Kakaobaum. Abgesehen von diesen kleinen Sünden ernähre ich mich gesund: viel Obst, wenig Fleisch, gute regionale Produkte, vieles aus dem eigenen Garten. Ich rauche nicht, trinke höchstens ab und an mal ein Gläschen Wein und bewege mich gern und viel. In der Klinik habe ich viel Zeit zum Lesen. Aus Neugierde stöbere ich online zum Thema Ernährung & Krebs und stoße auf zwei besonders interessante Dinge: Krebs ernährt sich von Zucker, lese ich dort - und das fast ausschließlich!! Schon in den Zwanziger Jahren wurde herausgefunden, dass sich der Stoffwechsel von Krebszellen von dem gesunder Zellen unterscheidet. Um sich zu vermehren, sind Krebszellen auf Glukose, also Zucker, angewiesen. Oh, das wusste ich nicht – Lakritz und Schoki beinhalten viiiiiel Zucker!! Die zweite für mich spannende Erkenntnis ist, dass Asiatinnen viel seltener an Brustkrebs erkranken als westliche Frauen. Ursächlich soll der deutlich fettärmere Speiseplan sein sowie der vollständige Verzicht auf Milch. Gut vorstellbar, dass die

Erzeugnisse der hormongepushten Hochleistungskühe den eigenen Körper beeinflussen. Was mir vorher niemals gelungen wäre, fällt mir plötzlich ganz leicht. Es reicht, dass ich mir eine fiese dickbäuchige Fratze vorstelle, die sich laut schmatzend auf meine Lakritz-Leckereien und Schoko-Sünden stürzt und dabei immer praller wird. Dabei vergeht mir die Lust auf Süßes wie von selbst. Stattdessen habe ich Nüsse für mich entdeckt. Diese gelten als Radikalenfänger und sind zudem superlecker. Statt Kuhmilch gibt es nun einfach Mandel- oder Kokosmilch oder ich trinke Tee, am liebsten grünen mit ordentlich Polyphenolen. Eine spezielle Krebs-Diät verfolge ich nicht; diese werden von Fachleuten überaus kritisch bewertet. Und ich wäre eh nicht konsequent genug. Also einfach den gesunden Menschenverstand an und möglichst ausgewogen ernähren. Druck mache ich mir dabei nicht. Ganz sicher führt auch ein Stück Torte ab und an nicht dazu, dass der Krebs zurückkehrt. Für mich bleibt Essen eine Quelle von Wohlgefühl und die fiese Fratze schrumpft bei Brokkoli und Karotte frustriert zusammen.

Nahrungsergänzungsmittel bei Krebs?

Hierzu gibt es keine allgemeingültige Empfehlung. Wenn der Verdacht eines Nährstoffmangels besteht, sollte vor Einnahme eines Nährstoffpräparats zunächst der jeweilige Serumspiegel bestimmt werden. Da Wechselwirkungen zu Medikamenten bestehen können, solltest Du Dich immer ärztlich beraten lassen.

Ein in Bezug auf die Krebstherapie häufig diskutierter Nährstoff ist Vitamin D. Ein Mangel dieses Vitamins kann bei fehlendem Sonnenlicht, unausgewogener Ernährung, aber auch durch Hormonentzug entstehen. Epidemiologische Studien ergaben, dass ein hoher Vitamin-D-Spiegel eher vor dem Auftreten von Krebserkrankungen schützen konnte. Es spricht nach Ansicht der Forscher viel dafür, dass diese positiven Effekte auch für die Krankheitssituation gelten. Die sinnvolle Menge (zu viel birgt Risiken) lässt sich durch Erhebung Deines individuellen Vitamin-D-Spiegels bestimmen. Sprich Deine Ärzte darauf an. Der Krebsinformationsdienst empfiehlt zudem, sich regelmäßig, mindestens zwei- bis dreimal pro Woche mit unbedeckten Armen und Beinen bei Sonnenschein im Freien aufzuhalten – das füllt die Vitamin-D-Depots ganz natürlich.

----------♥*Sprotten-Power-Impuls* ----------

Der tollen Knolle Kurkuma wird eine heilende Wirkung zugesagt. Sie gilt als entzündungshemmend und antibakteriell und stärkt das Immunsystem. Das gelb-goldene Gewürz aus der indischen Küche hat einen intensiven Geschmack. Es eignet sich für fast alle Gerichte und schützt vor freien Radikalen und anderen schädlichen Stoffen im Körper. Empfohlen sind 3 g pro Tag. Noch besser entfaltet das Pulver seine Wirkung mit einer Prise Pfeffer (Piperin).

Sprotten-Lieblingsrezepte

Bettis Brötchen

350-375 g Dinkelmehl, 50 g Haferflocken, ½ frischer Hefewürfel, 125 g Magerquark oder Naturjoghurt, 1 EL Olivenöl, 2 TL Salz, 2 TL Kokosblütenzucker oder Honig, 275-300 ml lauwarmes Wasser

Hefe und Kokosblütenzucker in eine Schüssel geben, kurz stehen lassen. Dinkelmehl und Haferflocken in eine Schüssel geben, mit Magerquark, Olivenöl und Salz verrühren, dann die Hefewassermischung hinzugeben und alles vermengen. Über Nacht in den Kühlschrank stellen und vor Zubereitung mind. 30 min an einem warmen Ort gehen lassen. Brötchen formen und auf einem Backblech für 23-28 min bei 200° in den Ofen.

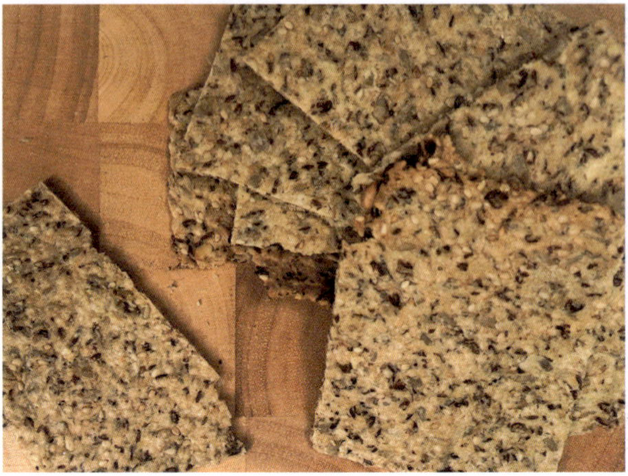

Knäcke-Snack

100 g Haferflocken, 100 g Sesam, 100 g Leinsamen, 100 g Sonnenblumenkerne, 125 ml Öl, 350 g Mehl (gern auch Vollkornmehl), 200 ml Wasser, 1 TL Backpulver, 2 TL Salz

Alles gut miteinander zu einem glatten Teig vermengen, dann in 4 Teile teilen (kann auch gut eingefroren werden zum späteren Backen) und die einzelnen Teile zwischen 2 Backpapierfolien hauchdünn ausrollen. Bei 200 Grad rd. 15 Minuten backen (Umluft: 180 Grad ca. 10-12 Minuten).

Bei den Zutaten kann natürlich auch gern variiert werden mit anderen Samen oder Kernen!

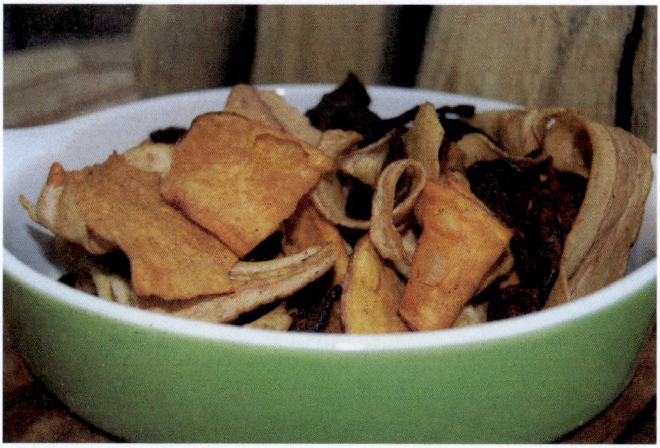

Gemüse-Chips

Ganz einfach selbst herzustellen, idealer Snack für zwischendurch, zum Beispiel für die Chemo.

Je 200 g Rote Bete, Pastinake, Möhre, Süßkartoffel, Rettich...

Mit Hilfe eines Gemüsehobels in ca. 0,3 cm dicke Scheiben hobeln. Mit Gewürzen bestreuen wie Thymian, Koriander, Paprika... Im Ofen (100°C ca. 1 Std., zwischendrin mehrmals wenden) oder Dörrgerät (40°C ca. 6-8 Std.) trocknen lassen. Fertig!! Geht auch mit Wirsing oder Grünkohl (100°C ca. 20 min). Mmmmh!!

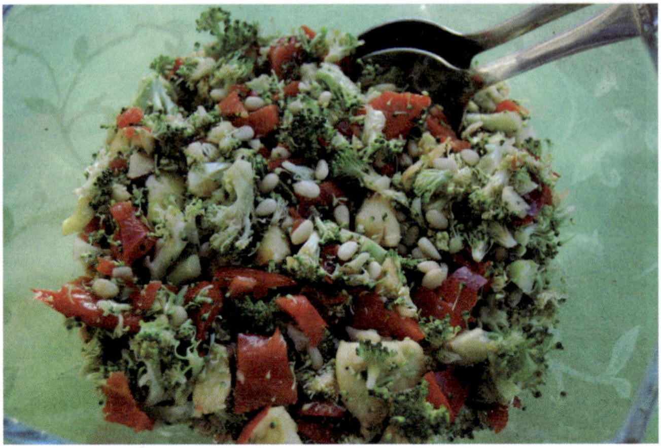

Brokkoli-Paprika-Apfel-Salat

5 Min. Zubereitung, perfekt zum Mitnehmen

250 g Brokkoli roh, in Röschen, ohne Strunk

1 Paprikaschote rot, geviertelt, 1 Apfel, entkernt, geviertelt

Dressing: 30 g Öl, 20 g Essig, 1 EL Senf, 1 TL Honig, 1 TL Salz, ½ TL Pfeffer, 2 EL Pinienkerne

Alle Zutaten in einen Mixer geben und 5-10 Sekunden zerkleinern (nach Geschmack feiner oder gröber). Wer keinen Mixer hat, schneidet das Gemüse mit dem Messer klein und gibt das Dressing drüber. Sofort essen. Lecker!!

Brokkoli enthält Sulforaphan und soll dadurch Tumorwachstum und Metastasenbildung bremsen und die Wirkung der Chemotherapie verstärken.

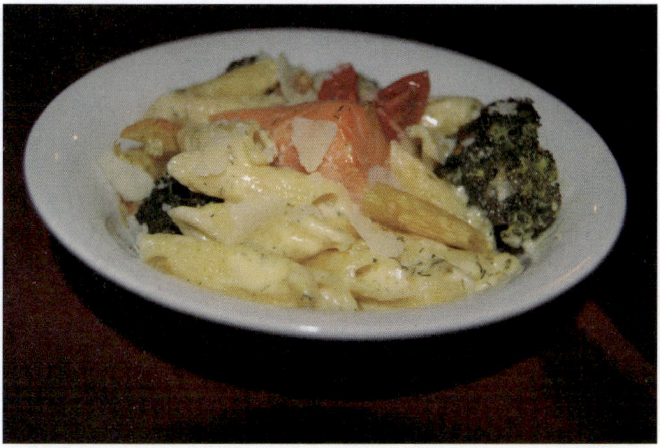

Brokkoli-Nudel-Lachs-Auflauf

Schnell im Ofen gezaubert.

400 g Nudeln, 400 g Brokkoli, 400 g Lachsfilet, Salz, Pfeffer, Zitronensaft (etwa eine halbe Zitrone), 200 ml Sahne, 100 g Parmesan (Streukäse), ein Bund Dill

Die Nudeln kochen. Den Brokkoli sieben Minuten kochen. Das Lachsfilet würfeln, salzen, pfeffern und mit Zitronensaft beträufeln. Die Sahne mit der Hälfte des Parmesans verrühren, den Dill dazugeben, salzen und pfeffern. Eine Auflaufform einfetten, die Nudeln einfüllen, den Brokkoli und den Lachs darauf geben. Mit der Sahnemischung bedecken und mit der anderen Hälfte des Parmesans bestreuen. Im Backofen bei 200 Grad 30 Minuten backen.

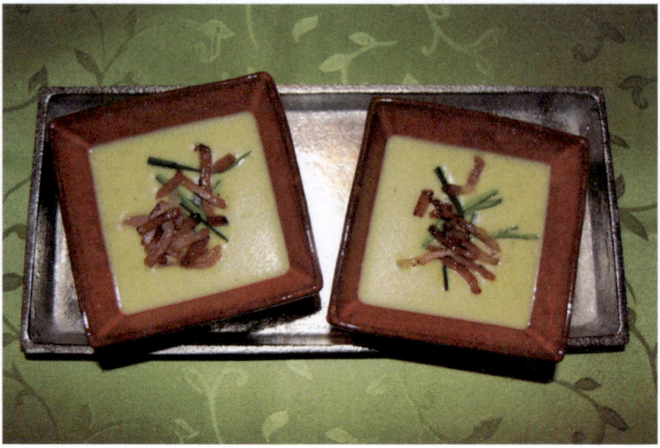

Orientalische Blumenkohl-Cremesuppe

1 Blumenkohl mit Blättern (ca. 800 Gramm), 1 Zwiebel, 1 Knoblauchzehe, 15 g Sonnenblumenöl und etwas mehr zum Braten, 200 g mehlig kochende Kartoffeln, 700 ml Wasser, 3 gehäufte TL Gemüsebrühe, ¾ TL Salz, ½ TL Pfeffer, 2 TL milder Curry, ½ TL rosenscharfer Paprika, ½ TL gemahlener Kreuzkümmel, 120 g Katenschinkenwürfel, 100 g Crème fraîche

Vom Blumenkohl die Blätter entfernen, Blätter in feine Streifen schneiden und Blumenkohl in Röschen teilen. Zwiebel und Knoblauch kleinschneiden, mit 15 g Öl im Topf dünsten. 500 g Blumenkohlröschen und kleingeschnittene Kartoffeln zugeben. Wasser, Gemüsebrühe, Salz, Pfeffer, Curry, Paprika und Kreuzkümmel zugeben und 18 Minuten garen. In dieser Zeit in einer Pfanne Blumenkohlblätter und Schinkenwürfel in etwas Öl knusprig braten und mit Pfeffer und Curry würzen. Crème fraîche zum Gemüse geben und pürieren. Suppe abschmecken, auf Teller verteilen, mit der Blumenkohlblätter-Schinken-Mischung bestreuen und heiß servieren.

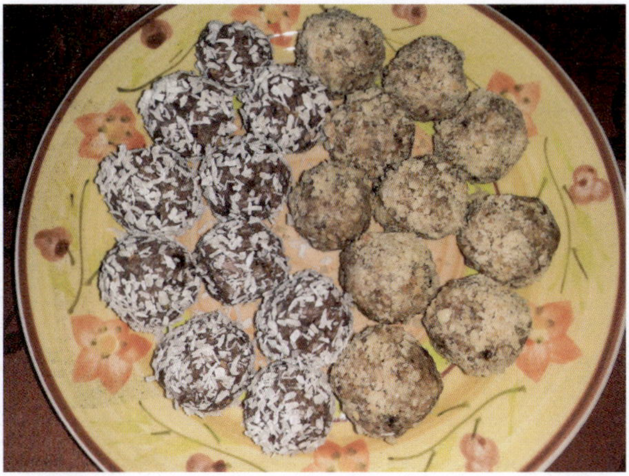

Zweierlei Energy-Balls

200 g Datteln entsteint, 100 g Haferflocken, 100 g gefrorene Himbeeren, 50 g Cashewmus, 30 g Kokosraspeln

Himbeeren crushen, dann restliche Zutaten hinzugeben und alles gut durchmixen, bis eine klebrige Masse entsteht. Daraus kleine Bällchen formen, in Kokosraspeln wälzen und über Nacht in den Kühlschrank.

180 g Datteln entsteint, 20 g Haferflocken, 120 g Erdnusskerne gesalzen

Datteln, Haferflocken und Hälfte der Erdnusskerne in einen Hochleistungsmixer geben, bis eine klebrige Masse entsteht. Daraus kleine Bällchen formen, in fein gehackten Erdnüssen wälzen und über Nacht in den Kühlschrank.

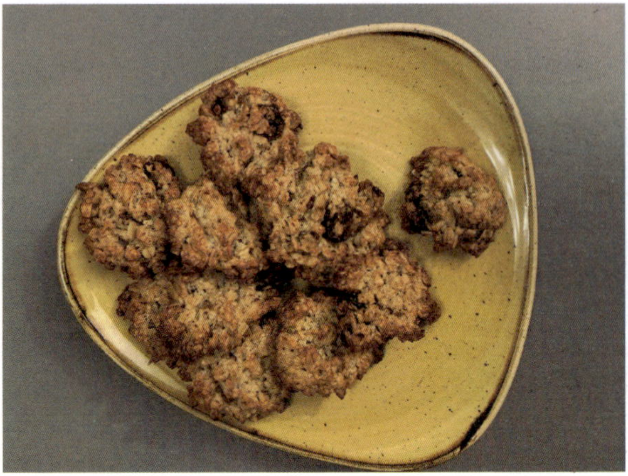

Cranberry-Kekse

2 Eier, 125 g Butter, 80 g Roh-Rohrzucker, 1 Vanille-Schote, 250 g 6-Korn-Flocken (Großblatt oder auch andere), 50 g gemahlene Mandeln oder Haselnüsse, ½ TL Backpulver, 100 g Cranberrys

Backofen vorheizen auf 190 Grad (Umluft 175 Grad), Backblech mit Backpapier auslegen.

Eier trennen, Eigelb in eine Schüssel geben. Weiche Butter, Zucker sowie das ausgekratzte Mark einer aufgeschlitzten Vanille-Schote zufügen und kräftig durchschlagen. 6-Korn-Flocken, gemahlene Mandeln und Backpulver gut untermischen. Das Eiweiß schlagen und unterheben. Geviertelte Cranberrys dazugeben. Mit einem Teelöffel Teigkleckse auf das Backblech setzen, kurz plattdrücken und leicht in Form bringen. Ca. 15 Minuten im vorgeheizten Backofen backen, bis die Kekse leicht goldbraun sind.

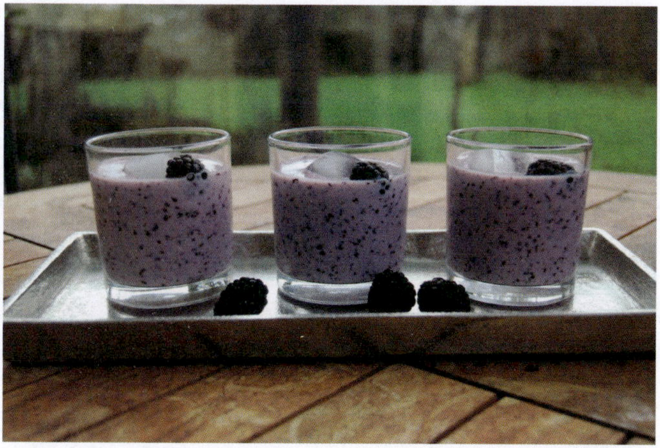

Brombeer-Buttermilch-Shake

Ergibt 3-4 kleine Gläser.

300 g Tiefkühl-Brombeeren aufgetaut (oder frisch und andere Beeren sind auch lecker), 30 g Vanillezucker (schmeckt auch ohne), 20 g Zitronensaft, 40 g Holunderblütensirup, 500 g Buttermilch

Alle Zutaten 30 Sekunden kräftig pürieren! Im Thermomix auf Stufe 10. Wenn man möchte, kann man den Shake dann noch durch ein feines Sieb streichen. Gut gekühlt servieren! Lecker!!

SANDRA, bei Diagnose 40 Jahre

Dieses mulmige Gefühl in der Magengegend, das ich seit Beginn der Chemo hatte, kam mir gleich bekannt vor. In meinen zwei Schwangerschaften litt ich ebenfalls unter dieser latenten Übelkeit. Damals half am besten: Essen! So war es nun wieder. Permanentes Essen war das Mittel der Wahl. Die mir verschriebenen Tabletten rührte ich nur im Notfall an. Glücklicherweise hatte ich in dieser Zeit keine großen Ambitionen, auf mein Gewicht zu achten (wieder eine Parallele zur Schwangerschaft). Hauptsache, es ging mir gut! In allen Taschen hatte ich „Notfallcracker" deponiert, damit ich auch unterwegs immer versorgt war. Dinkel-Vollkorn, ungesalzen – sollte ja nicht zu ungesund sein! Meine Kinder waren begeistert, so gab es auch für sie immer und überall etwas zu knabbern. Auch nachts musste ich essen. Neben meinem Bett standen Butterkekse, die nach einigen Tagen so weich waren, dass ich geräuscharm davon abbeißen konnte. Erst hatte ich Zwieback bevorzugt, doch mein Mann fühlte sich durchs laute Knuspern in seinem Schlaf gestört. Ansonsten aß ich, worauf ich Lust hatte. Wurst, Käse und eingelegte Gurken fand ich sensationell! Es musste alles schön würzig sein! Ich wollte natürlich auch auf gesunde Ernährung achten und aß Beeren jeglicher Art, Paranüsse, saisonales Gemüse und trank Rote-Bete-Saft, um meine Leukos in Gange zu bringen. Ob´s geholfen hat, sei mal dahingestellt. Von Vorteil war, dass ich meine Therapie im Sommer durchlief und das Obst- und Gemüseangebot fantastisch war. Auf Tomaten hatte ich regelrechten Heißhunger. Meine kaputten Mundschleimhäute konnten mich nicht vom Essen abhalten. Ich biss die Zähne zusammen, genoss den Geschmack und zur Linderung trank ich kalte Buttermilch hinterher. Für diverse andere Problemchen wurde mir Ingwertee empfohlen. Puh, das war eine Herausforderung! Ich mochte keinen Ingwer! Der Tipp, etwas Honig hinzuzufügen, machte es leider auch nicht besser. Allein der Gedanke an Honig ließ mich erschauern! Aber was soll´s, ich trank den Tee. Er sollte helfen, nicht schmecken! Das tat er und allmählich verlor ich meine Abneigung gegen das Gebräu. Heute, schon lange beschwerdefrei, greife ich häufig zu Ingwertee und denke mit einem Schmunzeln an meine damals ersten Schlucke.

---------- ♥ *Sprotten-Power-Impuls* ----------

Wenn der Heißhunger auf Süßes kommt, hilft dunkle Schokolade mit mindestens 70 Prozent Kakaoanteil. Kakao hat einen sehr hohen Gehalt an Polyphenolen, die für ihre krebshemmende Wirkung bekannt sind. 20 Gramm am Tag werden empfohlen. Frische Beeren haben eine ähnliche Wirkung und schmecken genauso lecker. Himbeeren, Heidelbeeren oder Cranberrys auf den Speiseplan setzen!

Liebesleben

Beim Thema Sexualität herrscht oft eine gewisse Sprachlosigkeit – schon ohne jegliche Erkrankung. Gerade selbstkritischen Frauen fällt es schwer, sich im eigenen Körper wohlzufühlen (zu dick, zu dünn, Fältchen, Dellen, Polster...). Eine Brustamputation kann die Wahrnehmung der eigenen Attraktivität erst recht beeinträchtigen. Nicht nur die Erkrankte selbst, sondern auch der Partner, muss lernen, mit der neuen Situation zurechtzukommen.

---------- ♥ *Sprotten-Power-Impuls* ----------

Setz Dich nicht unter Druck! Krebs ist ein tiefgreifender Einschnitt und braucht Geduld und Sensibilität. Ein verständnisvoller Partner weiß, dass Zärtlichkeit und Geborgenheit stark in den Vordergrund rücken. Keine Lust zu haben, ist völlig okay. Überwinde Deine Scheu und sprich offen über Deine Wünsche. Je mehr Du Dich selbst liebst, desto leichter machst Du es Deinem Partner. Deine Wirkung auf ihn hängt übrigens nicht von Deinem Busen ab, sondern von Deiner tollen Ausstrahlung insgesamt.

ESTHER, bei Diagnose 44 Jahre

„Läuft denn da eigentlich noch was im Bett“, fragt meine Freundin und sieht mich mitleidig an. Ich grinse zurück. „Aber klaro.“ Vermutlich schwer vorstellbar bei einer Frau mit Silikonimplantat links und vollständig amputierter Brust rechts. Am Anfang habe ich alles verhüllt und meine Brustprothese getragen. Ständig musste ich hinsehen, ob sie auch ja nicht verrutscht. Ziemlich unsexy, wenn der Kopf immerzu an ein hautfarbenes Stück Plastik denkt, das irgendwie aus dem BH lugt. Als mein Mann dann auch noch versehentlich die Plastikprothesenseite massierte, hat es Klick gemacht. Seitdem bin ich, wie ich nun einmal bin. Links silikongepolstert, rechts flach wie eine Flunder. Ich fühle mich viel freier und kann wieder ganz ungezwungen genießen. Mit meinem Körperselbstbewusstsein habe ich auch meinem Mann die Unsicherheit nehmen können. Brust-Verwechslungsgefahr ausgeschlossen. Es bedarf schon viel Vertrauens, sich zeigen zu können, wie man ist, sagen zu können, was sich gut anfühlt und was eben nicht. Man braucht eine starke Beziehung, um sich auch in den ganz nahen Momenten attraktiv zu fühlen. Dafür ist es zuallererst wichtig, sich selbst anzunehmen, den eigenen veränderten Körper lieben zu lernen. Ich schaue in den Spiegel und mag mich. Der Krebs hat mich zufriedener gemacht, Nebensächlichkeiten wie ein paar Kilo zu viel auf den Rippen spielen keine Rolle mehr. Hauptsache gesund! Fühlen kann ich noch immer. Meine originäre Haut bildet zwar nur noch den Mantel, aber die Nerven sitzen scheinbar obenauf. Komisch ist es im Winter, wenn das Silikonimplantat richtig kühl ist. Dann bedarf es besonders heißer Liebesspiele.

---------- ❤ *Sprotten-Power-Impuls* ----------

Professionelle Hilfe zu diesem Thema bieten Sexualtherapeuten, die Dir helfen, Dein Selbstwertgefühl zu stärken. Auch in Selbsthilfegruppen ist das Thema Dauerbrenner, da es uns alle bewegt. Erfahrungsgemäß werden Scheu und Ängste schnell überwunden und die Lust auf Sex kehrt zurück.

MELLI, bei Diagnose 28 Jahre

Das kleine Arschloch in meiner Brust wurde erfolgreich entfernt. Da dieser kleine Fiesling aber ein Östrogenjunkie war, reichte die OP allein nicht aus. Mit 28 Jahren, gerade auf Hochtouren der Östrogenproduktion, hieß es für mich nun Antihormontherapie: Östrogen möglichst gen Null. Hormone sind für mich etwas Unglaubliches. Man sieht, hört, schmeckt, merkt sie nicht und trotzdem haben sie eine gewaltige Bedeutung für den menschlichen Körper. Für uns Frauen bedeuten sie unter anderem Fruchtbarkeit, Lust auf Sex und immer gut befeuchtete Schleimhäute. Richtig, ich nehme kein Blatt vor den Mund, warum auch? So ist es ja nun mal. Mein Östrogenspiegel wurde nun also nach und nach runtergefahren. Da ich in der Übergangszeit kein Risiko einer Schwangerschaft eingehen wollte und sollte, wurde mir zusätzlich eine Spirale eingesetzt. Es wurde also alles drangesetzt, die oben genannten Faktoren funktionsunfähig zu machen. Mit 28 die Lust auf Sex zu verlieren, ist schon heftig. Und dann kommen diese wundervollen Ratschläge von außen, alle lieb gemeint, aber nicht zu Ende gedacht: „Benutzt doch Gleitgel." Jaaaaaaa, genau, das macht sicher alles besser. Vielen Dank für diesen großartigen Hinweis. Das ist in etwa so, wie einen Labello auf die Lippen zu schmieren, wenn der Hals trocken ist. Gut, dass sich Lustgefühle auch über den Kopf einstellen. So wurde Sex für Basti und mich eine ganz neue Erfahrung. Nicht schlechter, nur anders. Die Anwendung von Kondomen regelten wir souverän wie Erwachsene, kicherten dabei aber wie Teenager.

Kinderwunsch bei Krebs?

Die Behandlung, die den Krebs besiegt, beeinträchtigt zugleich die Fruchtbarkeit. Deshalb müssen sich junge Krebspatientinnen schon unmittelbar und direkt nach der Diagnose mit der Frage auseinandersetzen, ob sie eine Familie gründen bzw. weitere Kinder haben möchten. Eine natürliche Schwangerschaft ist abhängig von Therapie und Alter möglich. Zur Sicherheit können Eizellen eingefroren werden. Ausführliche Informationen findest Du bei der Deutschen Krebshilfe: „Die blauen Ratgeber: Kinderwunsch und Krebs“.

Nachsorge: Alle Jahre wieder

MYRIAM, bei Diagnose 45 Jahre

Alle drei Monate zur Frauenärztin. Alle sechs Monate zur Mammographie. Alle zwölf Monate zum MRT. Man sollte meinen, dass diese engmaschige Kontrolle ausreicht. Mein Kopf weiß das. Meine Seele kommt nicht hinterher. Zwei bis drei Wochen vor einem solchen Nachsorgetermin spielen meine Gefühle Achterbahn und Karussell in einem. Die Brust wird mehrmals täglich abgetastet. Schließlich kann ich das selbst am besten! Und? Da fühle ich doch was? Das war doch gestern noch nicht da. Vielleicht sollte ich in der Praxis anrufen und den Termin vorverlegen? So oder ähnlich sind meine Selbstgespräche. Natürlich hole ich mir keinen früheren Termin. Und bisher waren alle Sorgen und Befürchtungen unnötig (schnell mal auf Holz klopfen...). Ich bin sehr dankbar, dass meine Ärzte sehr verständnisvoll sind und meine Ängste ernst nehmen. Und es wird besser. Längst taste ich nicht mehr täglich meine Brust ab. Nicht jeder Knubbel macht mir Angst. Wie sagt man so schön: Die Zeit heilt alle Wunden.

Wie oft zur Nachsorge?

Die Nachsorge dient dem frühzeitigen Erkennen eines Wiederauftretens der Krankheit. Zudem sollen Nebenwirkungen und Folgeerscheinungen der Behandlung festgestellt werden einschließlich psychosozialer Rehabilitation.

In den ersten drei Jahren quartalsweise, später alle sechs Monate:	ausführliches Gespräch, Information und Beratung sowie körperliche Untersuchung der Brust durch Gynäkologen
einmal jährlich:	Mammografie mit Kontrolle beider Brüste nach brusterhaltender Therapie MRT beider Brüste nach Brustentfernung

----------❤*Sprotten-Power-Impuls* ----------

Einen guten Überblick über die notwendigen Nachsorgekontrollen erhältst Du mit einem Nachsorgepass. Ärzte tragen dort alle Untersuchungen und Therapiemaßnahmen ein. Geeignete Vorlagen gibt es bei Deiner Krankenkasse oder bei der Deutschen Krebsgesellschaft.

----------------------☙❧----------------------

SANDRA, bei Diagnose 40 Jahre

„Mama, was gibt es heute Mittag zu essen?" „Mama, kann ich am Wochenende ins Kino?" Ich zuckte mit den Schultern. „Ich weiß es noch nicht!", war heute Morgen meine Antwort auf die Fragen meiner Kinder. Heute ist Nachsorge beim Gynäkologen angesagt und ich kann nicht weiter als bis zu diesem Termin denken. Diesmal bin ich wieder besonders aufgeregt, denn meine Brust war in letzter Zeit sehr „aktiv", das heißt ich spürte sie häufig, weshalb auch immer... Muskeln, Narben, Nerven. Ich weiß es nicht. Aber es macht mir Angst! Das eigene Abtasten macht die Angst noch schlimmer. Die Katastrophengedanken haben wiedereingesetzt und ich stelle mir die Frage: „Was wäre, wenn...?" Um 11 Uhr habe ich den Termin, bis dahin vertreibe ich mir die Zeit (und Angst) mit meinem Sportprogramm. Zehn vor elf betrete ich die Praxis. Im Wartezimmer versuche ich, meine Gedanken zu beruhigen und mich an die schönen Zeiten in dieser Praxis zu erinnern. In beiden Schwangerschaften wurde ich hier sehr gut betreut. Ich werde aufgerufen. Entschlossen gehe ich ins Behandlungszimmer, ich will JETZT Gewissheit haben. Ich teile dem Arzt meine Ängste mit und verständnisvoll wie er ist, beginnt er zügig mit der gründlichen Untersuchung. Er tastet und macht eine Sonographie. Meine Anspannung steigt erneut, denn beim Ultraschall wurde damals das „Teufelchen" entdeckt. „Alles bestens!", kommt die Entwarnung. Der Vorhang meines Kopfkinos schließt sich schlagartig und mein Mund verzieht sich zu einem breiten Grinsen. Ich bin so erleichtert! Mit dieser Untersuchung komme ich dem Ziel, meinem Körper wieder zu vertrauen, ein Stückchen näher. Ich weiß, dass mein Körper lange braucht, um sich von der Erkrankung zu erholen, aber mein Kopf braucht anscheinend noch deutlich länger. Auf jeden Fall ist heute ein guter Tag für einen guten Tag. Ich bin wieder zu Hause, erledigt von der Anspannung, aber glücklich. In drei Monaten gehe ich wieder zur Vorsorge, vielleicht dann schon ein kleines bisschen optimistischer. Aber jetzt ist erstmal Kino-Wochenende – und zum Mittagessen gibt es Nudelauflauf.

ESTHER, bei Diagnose 44 Jahre

Die Angst vor einer Wiedererkrankung bleibt. Natürlich. Und drängt sich seltsamerweise immer direkt vor den Kontrolluntersuchungsterminen besonders in den Vordergrund. Aber ich halte sie klein, weil ich überzeugt bin, dass ständige Sorge zu einem erhöhten und ungesunden Stresslevel führt. Angst entsteht im Kopf. Freude auch. Je mehr man sich mit schönen Dingen beschäftigt, desto weniger Zeit und Raum bleibt für Sorgen. Vielleicht kennst Du die Geschichte von den Glücksbohnen. Eine alte Frau steckt sich jeden Tag eine Handvoll Bohnen in die linke Tasche ihres Kittels. Immer, wenn sie im Laufe des Tages etwas Schönes erlebt, wandert eine Bohne von links nach rechts. Am Abend greift sie dann in die rechte Tasche und erinnert sich anhand jeder einzelnen Bohne an die vielen erfüllenden Momente des Tages. Bohnen brauche ich nicht, mir reichen meine Gedanken, die ich vollständig darauf ausgerichtet habe, bloß keinen noch so kleinen Glücksmoment zu verpassen. Schon wenn ich morgens aufwache, bin ich erfüllt von Dankbarkeit darüber, dass ich gesund bin. Ausgiebig und mit viel Freude mache ich dann Sport, gönne mir gutes und gesundes, selbstzubereitetes Essen und treffe gezielt Menschen, die mir guttun, was für Job und Freizeit gleichermaßen gilt. Freudebringende Dinge zu unternehmen und auch bewusst mal Nein zu sagen beflügelt meinen Geist. Ich fühle mich belastbarer und kraftvoller als je zuvor und lebe voller Vertrauen in die eigene Stärke.

----------♥ *Sprotten-Power-Impuls* ----------

Achtsamkeitsübungen können Dir helfen, Dein Selbstvertrauen zu stärken und Ängste abzubauen. Nimm Dir insbesondere immer wieder Zeit für Dich. Tauche im Schaumbad ab oder mache es Dir mit einem guten Buch auf der Couch gemütlich. Oder gönne Dir einen Spaziergang und nimm ganz bewusst wahr, was Du hörst, siehst, riechst oder fühlst – vielleicht auch mal barfuß? Gute Fragen für jeden Tag sind zudem: Was hat mich heute zum Lächeln gebracht? Was macht mich dankbar?

Wann ist man gesund?

Die sogenannte „Heilungsbewährung" bei Brustkrebs tritt nach 5 Jahren ein. Doch auch danach solltest Du weiterhin eine jährliche Nachsorge wahrnehmen, um Dich sicher zu fühlen.

Kehrt der Brustkrebs zurück, hat auch eine Folgeerkrankung gute Chancen auf Heilung. Die Krebsforschung hat in den letzten Jahren große Fortschritte gemacht. Wichtig ist, dass Du Dir wieder die besten Unterstützer suchst und an Deine Stärke glaubst.

Möpse on tour

SIMONE, bei Diagnose 43 Jahre

Ein bisschen aufgeregt bin ich schon. Immerhin treffe ich gleich Miss Tagesschau. Etwas kühl wirkt sie im Fernsehen, seriös-distanziert und immer so perfekt gestylt. Als ich die Tür öffne, strahlt mir ein herzliches Lächeln entgegen. Sie streckt die Arme aus und ich versinke in Judith Rakers liebevoller Umarmung. Interessiert schaut sie sich um und schon sind wir mitten im Gespräch. Sie will alles wissen, wie ich lebe, wie meine Kinder mit der Erkrankung umgehen, was ich selbst tue, um damit zurechtzukommen. Die Kamera ist ununterbrochen auf uns gerichtet. Ohne jegliches Drehbuch entsteht hier gerade ein Film – und ich bin Teil davon. Ich plappere los, ungeschönt-authentisch, berichte von meinen Sorgen und Ängsten. Seit der Erkrankung bin ich arbeitsunfähig, muss als Alleinerziehende mit Erwerbsminderungsrente zurechtkommen. Das Geld ist knapp. Ich berichte von meinem Auto, das dringend in die Werkstatt muss. Leisten kann ich es mir nicht, obwohl ich jeden Euro umdrehe. Die Tränen kullern. Meine Kinder sind tapfer, aber ich weiß, wie belastend die ganze Situation auch für sie ist. Oft müssen sie zurückstecken, so auch jetzt in der Weihnachtszeit, wenn Baum und Geschenke fehlen. Die Welt gerät mit der Diagnose ganz gehörig ins Wanken. Später treffen wir uns mit weiteren BrustkrebsSprotten. Wir kochen zusammen, um zu zeigen wie wichtig gesunde Ernährung ist. Am Abend geht es zum SprottenSport und auch hier läuft die Kamera, während wir uns beim Cardio-Workout mit Drums & Fun so richtig auspowern. „Frauen in pink“ wird der Film später heißen. Ich bin stolz darauf, dabei zu sein, um über die Krankheit aufzuklären und trotz aller Einschränkungen Mut zu machen – raus aus der Tabuzone, rein in die beste Sendezeit. Der NDR wird zwei Wochen lang aus dem echten Leben von Krebserkrankten berichten und dabei unter dem Motto „Hand in Hand für Norddeutschland“ Spenden sammeln, um die wichtige Arbeit der Krebsgesellschaften zu unterstützen. Judith Rakers ist das Zugpferd und packt kräftig mit an – ohne jegliche Star-Allüren. Wenige Wochen vor Weihnachten wird der Beitrag gesendet. Noch während ich mich auf dem Bildschirm schluchzen sehe, erreichen mich mehrere Nachrichten über facebook. Wildfremde Menschen beschreiben, wie sehr sie der Film berührt und wie gern sie mir helfen möchten. Die Mutter des Werkstattinhabers übernimmt die Reparaturkosten für mein Auto. In den nächsten Wochen geht eine Welle von Paketen ein. Carolin aus Bad Homburg hat ihren ganzen Freundeskreis aktiviert. Wieder laufen die Tränen und spiegeln sich in den vor Freude glänzenden Augen meiner Kinder.

ESTHER, bei Diagnose 44 Jahre

Nackte Tatsachen in der Kirche… huch! Damit können die Kirchbesucher so gar nicht umgehen. Verschämt senken sie den Blick gen Fußboden. Zugegeben, das naturgetreue Brust-Tastmodell im Eingangsbereich wirkt bizarr in den heiligen Hallen. Ist ja aber schließlich für den guten Zweck! „Greifen Sie ruhig zu“, ermuntern wir die Eintretenden. Die Frau im braunen Mantel traut sich. Vorsichtig führt sie ihren Zeigefinger über das Silikon. „Ruhig stärker drücken“, raten wir. „Am besten gleich mit den drei Kuppen der mittleren Finger und dann systematisch vom oberen Rand spiralförmig nach innen bis zur Brustwarze.“ Und? „Da ist was“, ruft sie und auf einmal bildet sich eine interessierte Menschentraube. „Lass mich auch mal“, fordert die Dame mit dem grauen Hut und greift beherzt zu. „Ja, hier ist auch was, ein Knubbel!“ Nach und nach trauen sich immer mehr Kirchbesucher heran und berühren die Brust-Tastmodelle mit den versteckten Knoten. Sogar ein Mann ist dabei und wir bestärken weitere anwesende Herren, ihre Frauen beim Abtasten der Show-Brüste zu unterstützen. Denn je besser Frau und Mann sich auskennen, desto höher ist die Chance, krankhafte Veränderungen der eigenen Brust frühzeitig zu erkennen. Und darum geht es schließlich: informieren, aufklären, enttabuisieren! Offen sprechen wir über unsere Erkrankung, beantworten die vielfältigen Fragen, verteilen Informationsmaterial und sammeln Spenden. Das Geld kommt unserem Verein zugute und finanziert das nächste Projekt: eine SprottenSprechstunde im Uniklinikum zur noch intensiveren Begleitung neuerkrankter Frauen. Die Kirchenbesucher geben großzügig und unterstützen die von den Kieler Serviceclubs liebevoll organisierte BrustkrebsSprotten-Spendenaktion im Rahmen des Pauluskirchen-Weihnachtsmarktes. Sie haben unsere Botschaft verstanden, schenken uns ein Lächeln und tun, als wäre das Brustabtasten in der Kirche so selbstverständlich wie das Beten. Gut so!

---------- ♥ *Sprotten-Power-Impuls* ----------

Deine Erkrankung ist kein Grund, Dich zu verkriechen. Viele Kliniken veranstalten Patiententage. Nutz diese Veranstaltungen, um mit anderen Betroffenen ins Gespräch zu kommen. Je offensiver Du Dich mitteilst, desto intensiver ist die Unterstützung, die Du erfährst. Vielleicht hast Du nach Deiner Gesundung auch Lust, Dich selbst zu engagieren? Der Aufklärungsbedarf ist riesig und Dein Erfahrungsschatz wird neuerkrankten Frauen helfen.

----------------------- ----------------------

SANDRA, bei Diagnose 40 Jahre

Gleich startet unser Sprotten-Benefizmarkt auf dem zauberhaften Gut Borghorst mitten in Schleswig-Holstein. Geschickt informieren wir hier zwischen liebevoll gefertigter Handwerkskunst über das so wichtige Thema Brustkrebs und sammeln Spenden für unsere ehrenamtliche Arbeit. Überall blitzen neonpinke Shirts auf, denn fast alle Sprotten sind zum Helfen dabei. Ich bin eine der Los-Feen und schon innerhalb kürzester Zeit habe ich alle Lose an die zahlreichen Besucher verkauft. Die gespendeten Preise sind aber auch zu verlockend! Den Hauptpreis, ein Wochenende mit einem Wohnmobil, gewinnt schließlich die Mutter einer Kollegin. Ich selbst bin glücklich über einen Kleingewinn. Am nächsten Tag gibt es eine große Überraschung: Die Mutter meiner Kollegin überlässt mir ihren Hauptgewinn! Jubelschreie bei meiner Familie und mir! An einem Freitag im Mai starten wir unser Camping-Abenteuer. Weil uns tropenähnliche Regengüsse und Gewitter das Beladen des Wohnmobils erschweren, kommen wir verspätet los. Unser Navi berechnet die Route. Ui, nun müssen wir fliegen, um unseren Campingplatz vor Toresschluss zu erreichen! Wir geben ordentlich Gas. Plötzlich hören wir hinter uns ein Martinshorn. Mein Mann hält schnell an, um den Rettungswagen vorbeizulassen. Doch der bleibt direkt neben uns stehen. Mit einem hämischen Grinsen teilt uns einer der Sanitäter mit, dass wir auf der letzten Kreuzung irgendwas verloren hätten... Oh nein! Es haben sich doch hoffentlich nicht die Fahrräder auf dem Heckträger selbstständig gemacht? Nein, zum Glück ist „nur“ eine der Heckladeklappen nicht richtig verschlossen und so sind Kabeltrommel, Auffahrkeile und Fensterabdeckungen in der Kurve herausgeplumpst. Wir sollen an Ort und Stelle stehenbleiben, denn ein per Funk informierter zweiter Rettungswagen sammelt bereits unseren Krempel ein. Glücklicherweise ist niemand zu Schaden gekommen! Wir danken unseren „Rettern“ und setzen unsere Reise fort. Jetzt müssen wir nur noch rechtzeitig den Campingplatz erreichen. Die Rezeption ist dank Überstunden der Empfangsdamen noch geöffnet und wir verbringen eine wundervolle Zeit an der Ostsee. Der Spenderin danken wir herzlich für den gleich doppelten Gewinn, denn außer uns jubelt der Verein. Mit den beachtlichen Einnahmen aus Tombola, Standgebühren und Eintrittsgeldern werden die nächsten bedeutenden Sprotten-Projekte finanziert.

Appell ans Leben

MELLI, bei Diagnose 28 Jahre

Ein Hoch auf uns! Mit uns meine ich mich und meine neuen besten Freunde: Mein Herz, meinen Kopf, meinen Körper, meine Seele und mein Bauchgefühl. Mein kleines „Arschloch in der Brust" hat uns fest zusammengeschweißt und mich gelehrt, dass ein glückliches Leben auf einer gesunden Beziehung zu mir selbst basiert. Seither achte ich viel mehr darauf, dass mein Team und ich uns einig sind. Jeder darf reden und jeder wird gehört. Ich gehe nicht mehr um jeden Preis zum Sport, wenn mein Körper müde und erschöpft ist und ich stelle den Ruf meines Herzens nicht mehr hintenan. Ich bin wertvoll, so wie ich bin. Ich darf sein, wie ich sein möchte. Auch wenn es verrückt klingt, danke ich dem Krebs für diese Lebenslehre. Durch ihn durfte ich so vieles lernen. Er hat mich stärker gemacht, mutiger und noch dankbarer für die kleinen Dinge. Ich habe nur dieses eine Leben und ich bin die einzige Person, mit der ich dieses bis zum Ende verbringe. Vielleicht bin ich egoistisch, vielleicht naiv, vielleicht manchmal unfair. Aber ich habe für mich entschieden, dass ich glücklich sein will, jeden Tag. Nicht jeder kann das verstehen und das ist durchaus in Ordnung für mich. Es ist mir aber immens wichtig, nicht mehr über meine innere Stimme hinweg zu entscheiden, sondern meinem Bauchgefühl viel Raum zu geben, meinem Körper Beachtung zu schenken und meine Seele atmen zu lassen. Mein Herz soll tanzen! Wir sind eins und ich passe auf euch auf! Heute mehr als je zuvor. Und Pippi Langstrumpf ist mein ständiger Begleiter: „Sei frech und wild und wunderbar!"

ANNE, bei Diagnose 40 Jahre

Vor anderthalb Jahren bin ich 40 geworden, ein guter Zeitpunkt, um über das Leben nachzudenken. Und ich konnte sagen: Ich habe ein gutes Leben. Ich habe bestimmt viel Glück gehabt, aber ich habe auch viel umgesetzt, ich habe eine wundervolle Familie, tolle Freunde, ich bin viel gereist und habe eine Menge gesehen und erlebt. Ich habe einen Job, der mich manchmal stresst, aber der mich auch erfüllt. Ich habe zwei Kinder, einen Mann und einen Hund. Ich bin stolz und glücklich und freue mich über mein Leben. Und dann kam die Diagnose Brustkrebs. Die weibliche Brust ist das nährende und fürsorgliche Organ und jetzt ist sie krank. Auch ein guter Zeitpunkt, um über das Leben nachzudenken. Ich habe keine Schuldgefühle und ich kann nichts für diese Diagnose, aber ich überlege schon, was ich tun kann, damit der Krebs nicht wiederkommt. Wie will ich leben, um noch glücklicher und gesünder zu sein? Ich bin ganz vorsichtig der Meinung, dass ich ein wenig egoistischer werden sollte. In meinem Leben geht es doch um mich. Ich muss mir wichtig sein, denn wer sollte sich sonst so um mich kümmern, wie ich es kann? Das ist ein Lernprozess für mich... Was ich zum Beispiel tue: Ich habe mir nach fast jeder Chemo etwas gegönnt, zum Beispiel neue (unpraktische, aber wunderschöne) Schuhe und endlich das Kräuterbeet, über das ich schon so lange nachgedacht hatte. Ich erfülle mir heute häufiger spontan Wünsche. Ich finde es schwer, aber ich versuche, an meinen freien Vormittagen nicht nur an Schreibtisch und Haushalt zu denken, sondern daran, was mir guttut. An die Badewanne, an ein Buch, an meine Freundinnen... Ich will nicht alles auf „irgendwann" schieben. All we have is now. Ich will natürlich für meine Lieben sorgen, aber ich will auch für mich sorgen. Jetzt erst recht, das hat mich der Brustkrebs gelehrt.

ESTHER, bei Diagnose 44 Jahre

Ist heute ein Museumstag? Die Frage stammt aus einem meiner Lieblingsbücher. Die Antwort gebe ich mir selbst. Natürlich ist heute ein Museumstag! Genau wie gestern einer war und morgen einer sein wird. Jeder Tag sollte ein Museumstag sein! Wer jetzt an verstaubte Bilder oder antike Statuen denkt, irrt. Mein Museum besteht aus lieben Begegnungen, lautem Lachen, Glücklichsein. Es ist ein Sammelsurium an bezaubernden Erinnerungen und jeden Tag kommen neue Bilder hinzu. Mal ist es meine Morgenlaufrunde am See, mal sind es meine Lieblingskolleginnen, mit denen man so herrlich schludern kann, mal meine Patenkinder, die auf dem Trampolin um die Wette hüpfen oder meine Katze Filou, die sich genüsslich auf meinen Beinen einrollt, so dass ich mich aus Rücksichtnahme nicht mehr bewegen mag. Und natürlich sind auch die liebevollen Gespräche mit meiner herzensguten Mutti Museumsbilder, die Treffen mit unseren sympathischen Freunden im Garten oder die zauberhaften Urlaubserlebnisse mit meinem lieben Mann. Heute habe ich das Foto der eben unternommenen Kanutour aufgehängt. Wir waren auf dem schönsten Fluss Deutschlands unterwegs, umgeben von unzähligen Weinreben – inklusive Sonnenscheintanken und Nacktbaden. Wenn ich irgendwann in vielen, vielen Jahren zu alt zum Kanufahren bin, werde ich mein Lebensmuseum besuchen und mich an die vielen wundervollen kleinen Glücksmomente erinnern, die mein Leben so reich gemacht haben. Und ich werde an all die lieben Menschen denken, die mich mit ihrem Lächeln erfreuten, gerade auch in dunklen Zeiten. „Wir haben zwei Leben", schrieb der brasilianische Schriftsteller Mario Raul de Morais Andrade, „das zweite beginnt, wenn wir erkennen, dass wir nur eines haben." Seitdem ist jeder Tag ein Museumstag!

----------♥ *Sprotten-Power-Impuls* ----------

Deine Einstellung entscheidet über das, was vor Dir liegt. Lass Dich nicht einschränken und unternimm, was Dir guttut. Glaube an Dich!! Jedes Mal, wenn Du lächelst, fügst Du Deinem Leben einen schönen Moment hinzu. Das Leben ist zu kurz für irgendwann!!

Spürst Du, wie sich beim Lesen unserer Erfahrungsschätze Deine ganz eigene Stärke entfaltet hat? Dann lass uns nun teilhaben an Deiner Geschichte. Mit dem Schreiben unternimmst Du eine Entdeckungsreise zu Dir selbst und kannst Deine aufwühlenden Erlebnisse und Gefühle verarbeiten.

Wecke die MUTMACHERIN in Dir!

✉ selbsthilfe@brustkrebssprotten.de

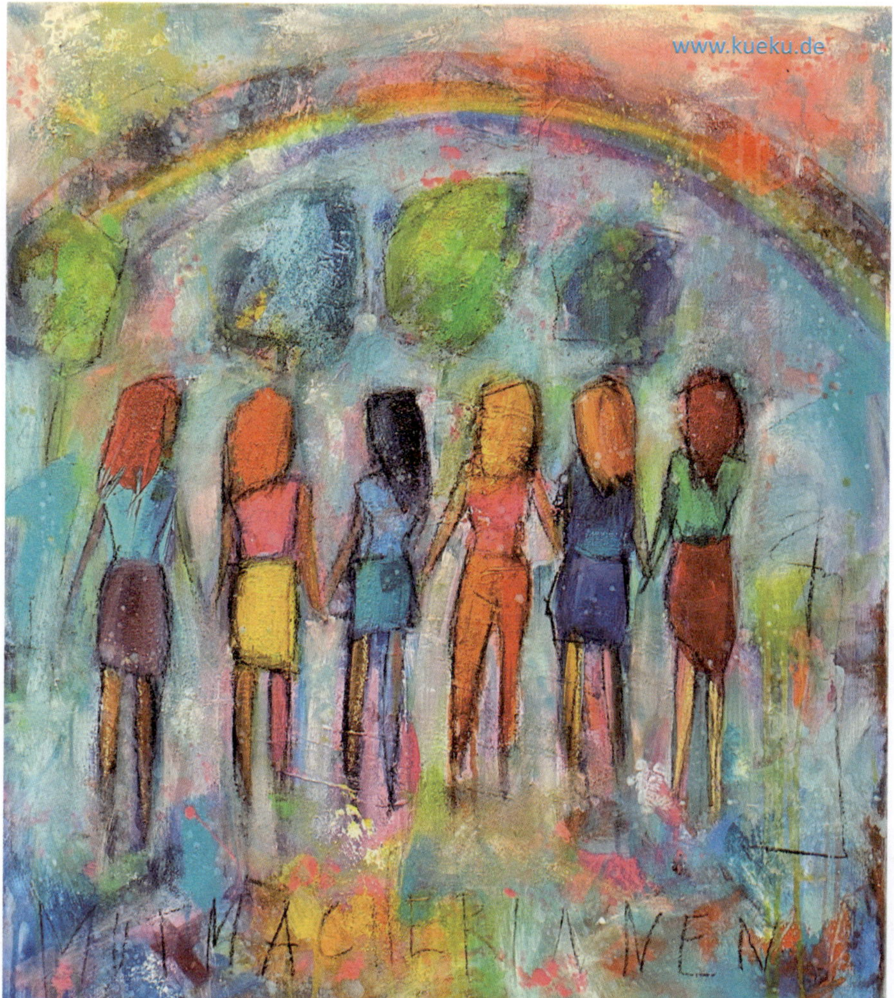

MUTMACHERINNEN

sind wir Frauen, die gelernt haben, im Regen zu tanzen
und hinter den Wolken die Sonne zu sehen.

KREBS-CHINESISCH VON A-Z

Diese und viele weitere Begriffe findest Du erläutert bei der Deutschen Krebshilfe: „Die blauen Ratgeber: Krebswörterbuch“ oder unter https://www.krebshilfe.de/infomaterial

A *Ablatio*
Entfernung eines gesamten Organs, z.B. der weiblichen Brust

adjuvant
die Wirkung zusätzlich unterstützend, z.B. adjuvante Chemo nach Operation oder Bestrahlung

Anamnese
Deine Krankengeschichte, wird im ärztlichen Gespräch erfragt

Antiemetika
Medikamente, die Dir während der Chemo gegen Übelkeit helfen

Antihormontherapie
Behandlungsmöglichkeit zur Verhinderung des Wachstums hormonempfindlicher Tumorzellen

Aphten
Schleimhautdefekte im Mund, z.B. nach Chemotherapie

Aromatasehemmer
Medikamente, die nach den Wechseljahren das Wachstum hormonsensibler Tumorzellen verhindern

B *Bisphosphonate*
Medikamente zur Behandlung von Knochenschwund

benigne
gutartig

Biopsie
Gewebeentnahme

BRCA1, BRCA2 (BReast CAncer)
Brustkrebsgen, bei Mutation erhöhte Wahrscheinlichkeit einer Tumorbildung

Breast Care Nurse (im Text auch: Brustschwester)
auf Brustkrebs spezialisierte Fachkrankenschwester

C *Carcinoma in situ*
bösartige, örtlich begrenzte Krebsvorstufe ohne Anschluss ans Blutgefäßsystem

Chemotherapie
Bekämpfung von Tumorzellen durch zellteilungshemmende Medikamente

Compliance
Mitwirkung des Patienten an therapeutischen Maßnahmen, Therapietreue

Computertomografie (CT)
Röntgenuntersuchung zur Beurteilung von Lage und Größe eines Tumors

D *Diagnostik*
alle Untersuchungen zur Feststellung einer Krankheit

DCIS - Duktales Carcinoma in situ
von den Zellen der Milchgänge ausgehende Brustkrebsvorstufe

DIEP-Flap (deep inferior epigastric perforator)
Brustrekonstruktion mit aus dem Unterbauch entnommenem Gewebelappen

Drainage
Ableitung von Wundsekret

E *endokrine Therapie*
siehe Antihormontherapie

Epithese
äußerer Brustersatz zum harmonischen Ausgleich der Körpersilhouette; Erstprothese nach Brustamputation, meist aus Schaumstoff oder Baumwolle, später Silikongel

F *Fatigue*
Erschöpfungszustand

G *GnRH-Analoga (Gonadotropin-Releasing-Hormon)*
synthetische Arzneistoffe zur Absenkung des Östrogen-Spiegels

Grading
Beurteilung der Entartung von Krebszellen zu normalen Zellen

H *HER2-Rezeptor*
Bindungsstelle auf der Oberfläche von Zellen; durch Blockade wird Vermehrung von Krebszellen gehemmt

histologisch
mikroskopische Betrachtung eines Gewebeschnitts zur Beurteilung der Gut- oder Bösartigkeit eines Tumors

I *Infusion*
Einführen flüssiger Medikamente in den Körper

intravenös
über die Blutwege

invasiv
in Gewebe oder Organe eindringende Untersuchungsmethode

K *Karzinom*
bösartiger Tumor von Oberflächengeweben und Drüsen, lateinisch carcinoma (Ca)

kurativ
vollständige Heilung anstrebend

L *Lymphknoten*
Bestandteil des Abwehrsystems im Körper

M *maligne*
bösartig

Magnetresonanztomografie (MRT)
Untersuchungsverfahren für Weichteile ohne Strahlenbelastung

Mammakarzinom
Brustkrebs

Mammografie
Röntgen der Brust

Mastektomie
Brustamputation

Metastase
Tochtergeschwulst in entferntem Gewebe, übertragen auf dem Blutweg (hämatogen) oder mit dem Lymphstrom (lymphogen)

Mutation
dauerhafte Veränderung des Erbmaterials einer Zelle, die Krebs auslösen kann

N *neoadjuvant*
vor der Operation, z.B. neoadjuvante Chemo zur Verkleinerung des Tumors vor Operation

Neuropathie
Sammelbegriff für Nervenschädigungen, z.B. Kribbeln, Brennen oder Taubheitsgefühl

O *Osteoporose*
Knochenschwund

Östrogen
weibliches Geschlechtshormon

P *palliativ*
lindernde Maßnahmen bei unheilbarer Erkrankung zum Erhalt bestmöglicher Lebensqualität

Pathologie
Befundung von entnommenem Gewebe auf krankhafte Veränderungen

Physiotherapie
Behandlung mit naturgegebenen Mitteln wie Wasser, Wärme, Licht und Luft sowie Krankengymnastik, z.B. Lymphdrainage

Placebo
Scheinmedikament ohne wirksamen Arzneistoff, häufig in Vergleichsstudien eingesetzt

Port
dauerhafter Zugang von außen in eine Vene, der vor der Chemo als kleine Kammer aus Kunststoff und Metall unter der Haut eingepflanzt wird, ersetzt das wiederholte Anstechen der Vene

postmenopausal/prämenopausal
nach der Menopause/vor der Menopause

Progesteron
weibliches Geschlechtshormon, kann Wachstum von Brustkrebszellen beeinflussen

Prognose
Einschätzung des wahrscheinlichen Verlaufs einer Erkrankung anhand statistischer Werte

Prothese
funktioneller künstlicher Ersatz eines amputierten Körperteils, z.B. Brustprothese

R *Radiotherapie*
Strahlenbehandlung

Rehabilitation
alle Maßnahmen, die dazu dienen, den privaten und beruflichen Alltag wieder aufzunehmen

Rekonstruktion
Wiederherstellung der Brust durch Eigengewebe oder Implantat

Remission
Rückbildung von Krankheitszeichen; Vollremission = Krankheitszeichen sämtlich verschwunden, Teilremission = Anzeichen verbessert

Resektion
operative Entfernung von kranken Organteilen

Rezeptor
Bindungsstellen auf Zellen, die auf Signalstoffe reagieren, z.B. Hormone

Rezidiv
Rückfall einer Krankheit, Wiederauftreten nach symptomfreier Periode

S *Sentinel-Lymphknoten (SNL)*
Wächterlymphknoten = erster Lymphknoten aus Lymphabfluss mit höchster Wahrscheinlichkeit für metastatischen Befall; soweit nicht betroffen, hohe Wahrscheinlichkeit, dass keine Metastasierung über den Lymphweg erfolgt ist

Sonografie
Ultraschalluntersuchung

Staging
Einschätzung des Ausmaßes einer Tumorerkrankung, Größe und Lokalisation, Metastasierung

Supportive Behandlung
unterstützende Maßnahmen zur Behandlung von Begleiterscheinungen, z.B. Übelkeit

Szintigrafie
Untersuchung innerer Organe mithilfe radioaktiv markierter Stoffe, z.B. Skelett-Szintigrafie

T *Thorax*
Brustkorb, Brustraum

TNM-Klassifikation
Tumor/Nodi (benachbarte Lymphknoten)/Metastasen, z.B. T1N0M0 = Frühstadium-Karzinom ohne Metastasierung

Tumor
unkontrolliert wachsende Zellwucherung; benigne (gutartig), maligne (bösartig)

Tumormarker
Stoffe, deren erhöhte Konzentration im Blut einen Zusammenhang mit dem Vorhandensein eines Tumors aufweisen können; insbesondere zur Verlaufskontrolle geeignet

Z *Zytostatika*
Medikamente, die das Wachstum von Tumorzellen hemmen, siehe auch Chemotherapie

GLÜCKSFÄLLE

Die Entstehung dieses Buchs ist eine besondere Ansammlung von Glücksfällen. Zunächst einmal ist es geschrieben von Menschen, die das fragile Glück des Lebens entschlossen ergreifen und deren Herzenssache es ist, Schockstarre in Mut zu verwandeln. Mein größter Dank geht an Andrea, Angie, Anne, Barbara, Betti, Christiane, Grit, Jessica, Kathrin, Kirsten, Martina, Melli, Myriam, Nina, Peggy, Petra, Sandra, Simone, Stephie, Susanne, Tamara, Yvi und Yvonne, die die abenteuerliche Idee vom gemeinsamen MUTMACHERINNEN-Buch begeistert begleitet haben.

Zu erzählen hatten wir viel, schreiben gelehrt hat uns die wunderbare Doris Hönig, die das Glücksfallergebnis einer Online-Recherche zum Stichwort „Schreibseminare Krebs" war und uns im eindrucksvollen Kreativ-Workshop ermutigt hat, einfach auf unsere innere Stimme zu vertrauen. Die glückliche Fügung des Spendenprojekts „Hand in Hand für Norddeutschland„" hat uns nicht nur aufregende Filmtage mit der lieben Judith Rakers beschert, sondern auch den Kontakt zur versierten Autorin Irene Stratenwerth, die mit uns den roten Themenfaden knüpfte. Den programmatischen Titel verdanken wir der zauberhaften BodyTalkerin und Künstlerin Aika Kämpfer (www.kueku.de), die uns MUTMACHERINNEN übergroß und farbexplosiv auf Leinwand skizzierte. Wundervoll bestärkenden Zuspruch und nützliche Hilfestellung erhielten wir zudem von den bezaubernden Lächeltag e.V.-Ladies Regina Först und Ulrike Revery.

Die Idee, das Geleitwort durch eine prominente Gleichgesinnte schreiben zu lassen, ist auf den Glücksfall einer sehr langen Wartezeit mit überreichlich ausliegender Klatschpresse im Uniklinikum zurückzuführen. Danke für Ihre öffentliche Offenheit, liebe Manuela Schwesig – und die sofortige Zusage! Ein qualifiziertes medizinisches Vorwort ist bei niemandem richtiger angesiedelt als bei Prof. Nicolai Maass, der uns als Direktor der Gynäkologie des Kieler Universitätsklinikums jederzeit als Ratgeber zur Seite steht.

GLÜCKSFÄLLE

Der Deutschen Krebsgesellschaft danken wir für viele nützliche Broschüren und Informationen, die uns schon selbst geholfen haben und auf die wir nun im Buch verweisen. Stellvertretend danken wir der Schleswig-Holsteinischen Krebsgesellschaft fürs „Immer-da-sein".

Der wohl wundersamste Glücksfall ist ein Vertipper beim Versenden einer E-Mail, der dazu führte, dass nicht BrustkrebsSprotte Britta das „Testlese-Manuskript" erhielt, sondern Publizistin und Redakteurin Dr. Britta M. Scholz. Nichts geschieht aus Zufall! Danke, liebe Britta, für Deine Spontaneität, einen Blick ins fehlgeleitete Werk zu werfen. Danke für Deine Begeisterung und die stimmigen Fragen und Hinweise, mit denen Du dem Buch den letzten Schliff gegeben hast. Und Danke fürs Wegbereiten zu KLHE, dem Verlag für „inspirierende, aufrichtige Bücher, die bewegen und Gedanken anstoßen". Gut fühlt es sich an, stimmig in Gestaltung und Layout mit dem abschließend in Katrin Kühnholds gemütlichem Studio entstandenen MUTMACHERINNEN-Coverfoto.

Der allergrößte Glücksfall jedoch sind die Herzensmenschen an unserer Seite, die uns Mut gemacht haben, als wir selbst im Diagnose-Loch saßen. Unsere Partner, unsere Familien, unsere Freunde, Kollegen, Nachbarn – alle, die uns in den Arm genommen und die Daumen gedrückt haben und uns noch heute eng begleiten. Ihr seid unser Antrieb zum Glücklichsein! Danke, dass es Euch gibt!

Im Namen aller BrustkrebsSprotten

Herzlichst, Eure Esther

Vorsitzende BrustkrebsSprotten e.V.

Weitere Titel von KLHE helper

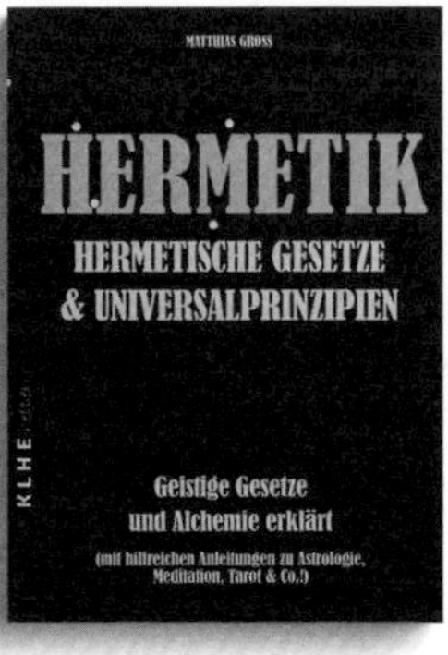

138 Seiten
ISBN 978-3-947061-54-9
Auch als eBook und Hörbuch erhältlich

Die hermetischen Gesetze und Universalprinzipien durchziehen unser aller leben, doch kaum jemand versteht sie. Jetzt geistige Alchemie lernen!

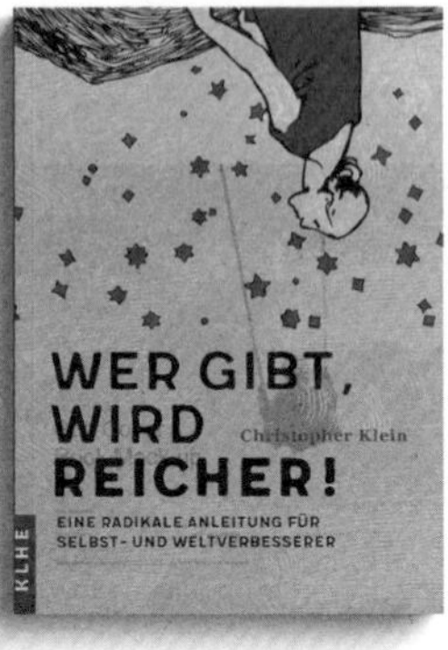

110 Seiten
ISBN 978-3-947061-34-1
Auch als eBook oder Hörbuch erhältlich

Dieses Buch ist nur für Menschen, die nicht nur sich, sondern zugleich die Welt verbessern möchten.

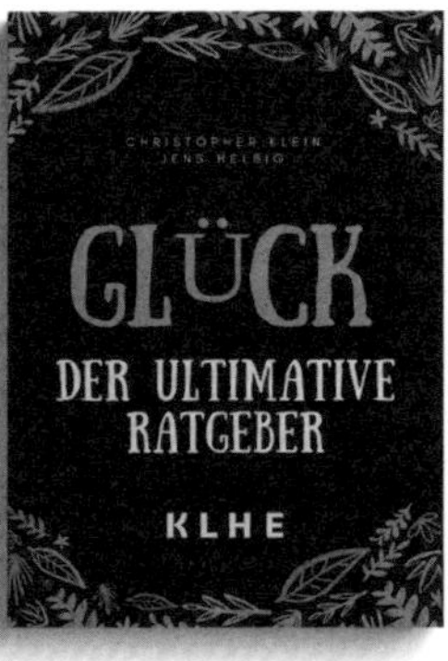

120 Seiten
ISBN 978-3-947061-23-5
Auch als eBook oder Hardcover erhältlich

Manchmal fühlt man sich vom Pech verfolgt und wünscht sich mehr Glück und Zufriedenheit im Leben. Dieser Ratgeber führt auf den Pfad.

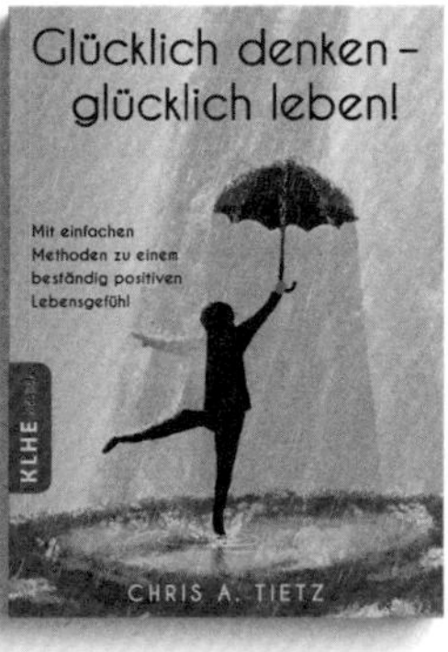

226 Seiten
ISBN 978-3-947061-90-7
Auch als eBook oder Hörbuch erhältlich

Das Buch beschreibt auf anschauliche Weise und anhand praktischer Beispiele, wie es gelingt, dauerhaft und unabhängig von äußeren Umständen glücklich zu werden und zu bleiben.